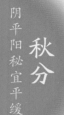
秋分
阴平阳秘宜平缓

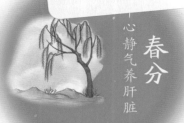
春分
心静气养肝脏

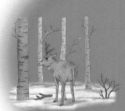
冬至
早睡晚起养阴气

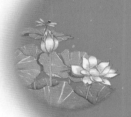
夏至
腠理开泄寒邪侵

血脂 健康管理 手册

史明忠　蒋　锴 ◎ 主编

吉林科学技术出版社

图书在版编目（CIP）数据

血脂健康管理手册 / 史明忠，蒋锴主编. -- 长春：
吉林科学技术出版社，2024.5
ISBN 978-7-5744-0928-6

Ⅰ. ①血… Ⅱ. ①史… ②蒋… Ⅲ. ①高血脂病一防
治一手册 Ⅳ. ①R589.2-62

中国国家版本馆CIP数据核字(2023)第197976号

血脂健康管理手册
XUEZHI JIANKANG GUANLI SHOUCE

主　　编	史明忠　蒋　锴	
副主编	何雨霏　田美玲	
出版人	宛　霞	
策划编辑	朱　萌	
责任编辑	钟金女	
助理编辑	刘凌含	
装帧设计	长春美印图文设计有限公司	
制　　版	长春美印图文设计有限公司	
幅面尺寸	167 mm×235 mm	
开　　本	16	
字　　数	200千字	
印　　张	12.5	
页　　数	200	
印　　数	1-6 000册	
版　　次	2024年5月第1版	
印　　次	2024年5月第1次印刷	

出　　版　吉林科学技术出版社
发　　行　吉林科学技术出版社
地　　址　长春市福祉大路5788号
邮　　编　130118
发行部电话/传真　0431-81629529　81629530　81629531
　　　　　　　　　　81629532　81629533　81629534
储运部电话　0431-86059116
编辑部电话　0431-81629518
印　　刷　吉林省吉广国际广告股份有限公司

书　　号　ISBN 978-7-5744-0928-6
定　　价　45.00元

前言
FOREWORD

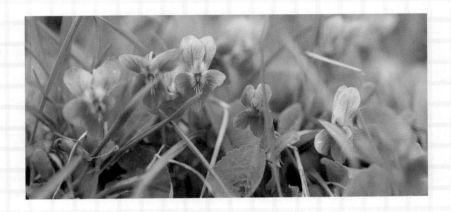

　　高脂血症，常被称为"高血脂"，医学上又称"血脂异常"，通常指血浆中的甘油三酯和总胆固醇升高，也包括低密度脂蛋白胆固醇升高和高密度脂蛋白胆固醇降低。高脂血症亦可诱发动脉粥样硬化、心脑血管疾病、消化系统疾病、肾脏疾病，这些疾病都严重危害着人们的身体健康。近年来，随着人们饮食结构的调整，以及人口老龄化趋势愈加明显，高脂血症的发病率越来越高，我国成年人的总体患病率达到了40.4%。

　　一年中，春夏秋冬四时交替，二十四节气在其中循环往复。二十四节气与人们的生活存在着普遍的联系，作为自然界中的一员，我们的五脏六腑、四肢百骸、五官九窍、筋骨皮肉等组织的功能活动也同样受着节气变化的影响。根据二十四节气不同的气候特性，为人们的养生保健提供了现实依据，因此，古往今来的养生家们都十分注重节气养生，并把天人合一的养生观作为不违天时、顺道而行的重要法则。司马迁在《史记·太史公自序》中说："夫春生夏长，秋收冬藏，此天道之大经也。弗顺则无以为天下纲纪。"《黄帝内经·素问》中也说："故阴阳四时者，万物之终始也，死生之本也，逆之则灾害生，从之则苛疾不起，是谓得道。"因此，人们无论是养生还是治病都要遵循天人合一的传统养生理念，顺从四时阴阳节气的变化，懂得如何根据气候的变化，有效保养身体，防御疾病的侵害。

全书以二十四节气为主线，详细介绍了每个节气的气候特点和变化规律，以及血脂异常的读者在这个节气里如何顺应时令变化进行起居、运动、情志养生。另外，本书还有疾病认知、中医视角、中医调治、应时而食、药膳厨房等内容，指导读者进行自我健康教育、养生保健和食疗。

本书集科学性、实用性于一体，图文并茂，通俗易懂，详细介绍了日常健康保养和疾病调治过程中应该了解的医学常识，对于指导读者在一年中不同节气的饮食、运动、起居与情志调节有一定的意义。

由于编写水平有限，若书中存在错误和不足之处，敬请读者批评指正。

目 录
CONTENTS

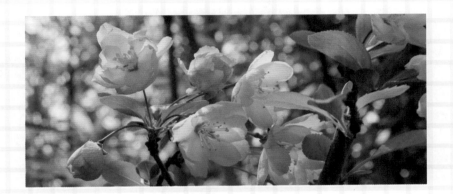

立春

一候东风解冻 ● 二候蛰虫始振 ● 三候鱼陟负冰

东风解冻 东风代指春风，春天来了，气温逐渐回升，春风吹过，冰雪消融的大地开始变暖。

蛰虫始振 蛰指动物冬眠，藏起来不吃不动；振有抖动、摇动的意思。立春后5日，藏在洞中冬眠的虫类开始摇动，慢慢苏醒，迎接春天的到来。

鱼陟负冰 陟有上升的意思，负是背负、背着。立春后10日，河里的冰开始融化，水面温度升高，鱼从水底向水面游动，此时水面还有没完全融化的碎冰块，像被鱼背着一样漂浮在水面。

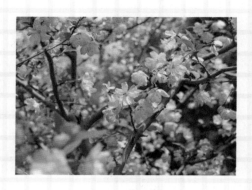

立春，二十四节气之首，又名正月节、改岁。每年公历的2月3日、4日或5日，太阳黄经达到315°时即为立春。斗指东北，维为立春，时春气始至，四时之卒始，故名立春。《月令七十二候集解》："立春，正月节，立，建始也"，立是指"开始"，春则代表"生发、温暖"，立春乃万物轮回之始，意味着新的一年已经开始。《史记·天官书》中记载："正月旦，王者岁首，立春日，四时之始也。"立春揭开了春天的序幕，此时虽然春寒料峭，但寒冬已过，大地回春，东风解冻，万物生发，大地呈现出一片生机勃发的景象。春到人间，天气转暖，更要注重春天的养生。

立春节气后，我们能明显感觉到白天渐长，阳光也暖和多了，气温、日照、降水也趋于上升和增多。立春是一年中的第一个节气，我们一定要注重立春时节的养生。春季养生要顺应春天阳气生发、万物始生的特点，注意护肝养阳，着眼于一个"生"字。"春属木，与肝相应。"因此，春季精神养生要力戒暴怒，忌情怀忧郁，做到心胸开阔、乐观向上，保持心境恬适的好心态。高脂血症患者要借阳气始生、万物萌生、人体新陈代谢旺盛之机，通过适当调摄，使春阳之气得以宣达，代谢机能得以正常运行，从而排出体内多余的血脂，避免沉积。

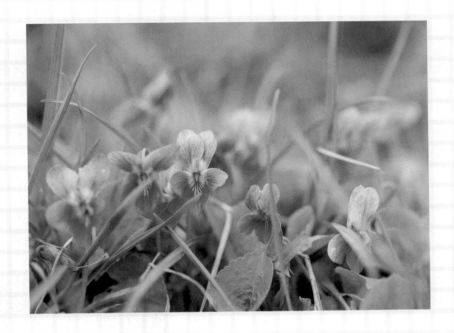

什么是血脂

所谓"血脂"，指的是血液中的脂肪类物质。这些脂肪类物质主要包括胆固醇和甘油三酯，另外还包括磷脂、糖脂、固醇、类固醇。血脂在血液中与不同的蛋白质结合，以"脂蛋白"形式存在。胆固醇大部分由人体合成，少部分来自食物。而甘油三酯正好相反，大部分是食物中脂肪的分解，少量为人体合成。来自饮食的脂类物质称外源性脂类物质，由肝脏、小肠黏膜等合成的脂类物质称内源性脂类物质。无论是外源性脂类物质，还是内源性脂类物质，都需要血液运送到各组织细胞，因此，血脂含量可以反映体内脂类代谢的情况。

中医对高脂血症的记载

高脂血症为现代医学病名，中医典籍文献中并未见描述。但是典籍文献中有对于"膏"和"脂"的论述，这与现代医学中血脂的概念较为相似。如《黄帝内经·灵枢》："五谷之津液，和合而为膏者，内渗入于骨空，补益脑髓，而下流

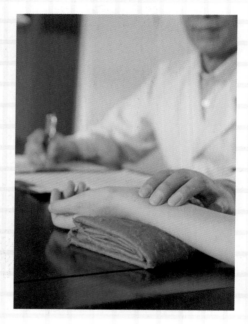

于阴股。""人有肥有膏有肉。"并根据人的形体不同而分为"脂人""膏人""肉人"，认为"膏者，多气而皮纵缓，故能纵腹垂腴；肉者，身体容大；脂者，其身收小。"张景岳认为膏脂本为水谷化生精微之后，随津液运行流动，而精微物质又奉心化赤而为血，故津液、血液中均存在膏脂的成分。张志聪在《灵枢集注》也指出："中焦之气，蒸津液化，其精微溢于外则皮肉膏肥，余于内则膏肓丰满。"

【中医调治】

中医对高脂血症的病因病机认识

　　中医认为，引起高脂血症的病因有饮食不节、脾虚湿困、劳伤心脾致心脾两虚、情志所伤、肾气虚衰、痰瘀阻络。以上因素皆可导致机体功能减弱或失调，引起膏脂的代谢紊乱发生高脂血症。其基本病机主要是或由于外源性脂质摄入过多，或由于体内脂质代谢紊乱所致，以正虚为本，痰浊血瘀为标。由于脾、肝、肾三脏功能失调致使气血不归正化而产生瘀、痰、湿、郁，且相互夹杂为患。这些致病因素反过来又可加重肝、脾、肾三脏功能失调，互为因果，形成恶性循环。

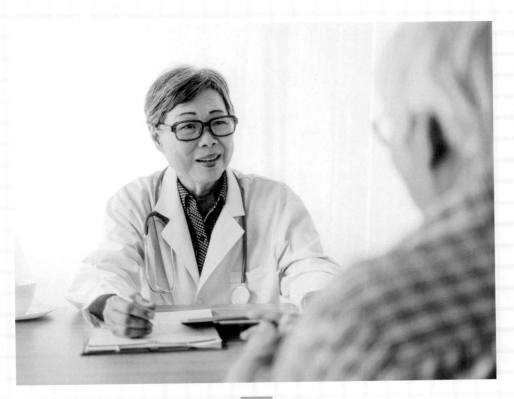

【应时而食】

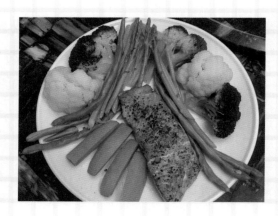

立春时节，高脂血症患者的饮食调养要考虑春季阳气初生，宜食辛甘发散之品，不宜食酸收之味，既要遵循"春夏养阳"的养生规律，也要做到"春季养肝"，有目的地选择一些温补阳气、柔肝养肝的中药和食品，中药可选择枸杞子、郁金、丹参、元胡等，食品可选择辛温发散的大枣、豆豉、葱、香菜等，应用这些食材灵活地搭配制作药膳，可有效降低患者的血脂含量。

【药膳厨房】

三七何首乌粥

原料：三七5克，制何首乌30～60克，粳米100克，大枣2～3枚，冰糖适量。

做法：粳米淘洗备用。三七、制何首乌洗净后放入砂锅中，倒入适量清水，水没过粳米两指即可，大火烧开，转小火炖煮30分钟后去渣，取药汁与粳米、大枣、冰糖同煮为粥。

功效：益肝养肝，补血活血。适用于老年性高脂血症、血管硬化、大便干燥等病症。大便稀薄者忌服。

血脂检查结果

项目	检查数值	正常值	临床意义
总胆固醇（TC）		2.84～5.18mmol/L	升高：见于糖尿病、肾病综合征、甲状腺功能低下、动脉硬化 降低：见于急性感染、恶性肿瘤、溶血性贫血
甘油三酯（TG）		<1.7mmol/L	升高：见于动脉粥样硬化、肾病综合征、糖尿病、甲状腺功能减退、心肌梗死、胰腺炎等 降低：见于营养不良、甲状腺功能亢进
高密度脂蛋白胆固醇（HDL-C）		1.04～1.55mmol/L	升高：见于慢性肝炎、原发性胆汁性肝硬化 降低：见于冠心病、急性感染、糖尿病、慢性肾功能衰竭及肾病综合征
低密度脂蛋白胆固醇（LDL-C）		1.56～3.38mmol/L	升高：动脉粥样硬化、甲状腺功能低下、肾病综合征、慢性肾功能衰竭 降低：急性病、无β脂蛋白血症、肝硬化、恶性肿瘤
极低密度脂蛋白胆固醇（VLD-C）		0.21～0.77mmol/L	升高：见于高脂血症、动脉粥样硬化、慢性肾衰竭、肝病、糖尿病 降低：见于营养不良、慢性贫血、多发性骨髓瘤
载脂蛋白A（ApoA）		1.20～1.50mmol/L	升高：见于冠心病、家族性α-脂蛋白缺乏症 降低：见于糖尿病、慢性肝病、肾病综合征
载脂蛋白B（ApoB）		0.80～1.10mmol/L	升高：见于冠心病、肾功能衰竭、糖尿病 降低：见于肝功能不全、恶性肿瘤、甲状腺功能亢进
磷脂（PL）		1.43～3.20mmol/L	升高：见于胆汁淤积、脂肪肝、肾病综合征、高脂血症 降低：见于低脂血症、溶血性贫血、恶性贫血

身体各项指标的测量结果

单位/指标	记录周期														
	1	2	3	4	5	6	7	8	9	10	11	12	13	14	15
请填写 体重记录															
千克															
请填写 BMI计算结果															
数值															
请勾选 饮食记录															
过饱															
正常															
不足															
请勾选 运动记录															
过量															
正常															
不足															
请勾选 情绪记录															
开心															
正常															
忧伤															

注：BMI是体重指数。BMI（kg/m^2）=体重（kg）/[身高（m）×身高（m）]，
成年人BMI的正常值在18.5～23.9之间，BMI<18.5是偏瘦，24≤BMI<28是
偏胖，28≤BMI≤32是肥胖，BMI>32是过度肥胖。

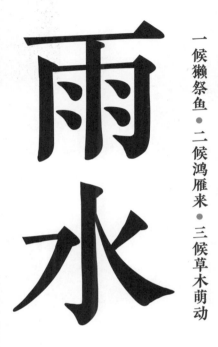

雨水

一候獭祭鱼 · 二候鸿雁来 · 三候草木萌动

獭祭鱼 春天到了，小动物们开始外出活动。其中，可爱的水獭喜欢吃鱼。水獭抓到鱼之后，会整齐地摆放在岸上，等到抓够数量才开始食用。岸上的鱼很像人们在祭祀时摆放的祭品，这才有了獭祭鱼这个物候。

鸿雁来 雨水过后5天，因北方天气寒冷飞到温暖南方的大雁开始从南方飞往北方，候鸟是随着天地阴阳之气的流转而往来，以适应气候。

草木萌动 再过5天，天地间阴阳交泰，出现生机，草木萌动，伴随着春雨，小草悄悄钻出地面，树木渐渐长出嫩芽，放眼望去，满眼都是绿油油的，一片春意盎然。

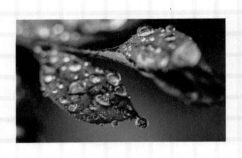

雨水，二十四节气中的第二个节气。每年公历的2月18日、19日或20日，太阳到达黄经330°时标志着进入雨水时节。斗指壬为雨水，东风解冻，冰雪皆散而为水，化而为雨，故名雨水。《月令七十二候集解》："雨水，正月中。天一生水，春始属木，然生木者，必水也，故立春后继之雨水，且东风既解冻，则散而为雨水矣。"雨水时节冰雪消融，鸿雁南来，阳生阴长，降雨开始，雨量增加。杜甫曾有诗云"好雨知时节，当春乃发生"，俗话说"春雨贵如油"，春雨滋润万物，草木随着地面阳气的升腾逐渐抽出嫩芽，大地呈现一片欣欣向荣的景象，春意盎然，人们能真切地感受到春天的来临。

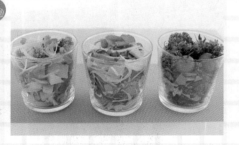

雨水时节，雪花纷飞、冷气浸骨的天气逐渐消失。春风拂面，冰雪融化，湿润的空气、温和的阳光和绵绵细雨的日子正向我们走来，这时候最容易发生"倒春寒"，一定要注意防寒保暖。雨水时节应以"调养脾胃"为主，春季肝气升腾，肝木疏泄太过，则脾胃因之而气虚，脾胃虚弱，气血运化失常，可进一步加重高脂血症患者的病情。因此雨水时节应保持心情舒畅，平心静气，生而勿杀，予而勿夺，赏而勿罚，做到"疏肝理气，防寒健脾"，使肝气舒畅条达，脾胃升降有序，气血运化正常。

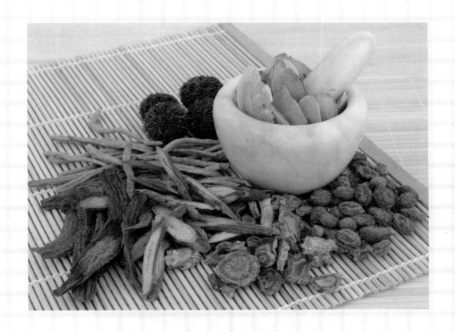

【疾病认知】

什么是高脂血症

所谓高脂血症，一般来说，就是指人体内血脂水平过高，具体来说，就是指各种原因引起的血中胆固醇、甘油三酯、低

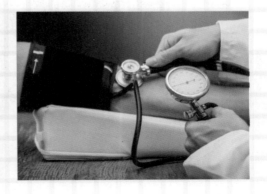

密度蛋白胆固醇单项或多项过高，或高密度脂蛋白胆固醇过低，现代医学称之为血脂异常。由于血脂在血液中是以蛋白结合的形式存在，所以也有将高脂血症称为高脂蛋白血症的。高脂血症是导致心脑血管疾病的元凶，被人称之为"无声的杀手"。

针灸如何治疗高脂血症

目前针灸治疗高脂血症的方法主要包括体针、电针、温针灸、穴位埋线、耳针等单一疗法和针药并用、体针配合刺络拔罐等综合疗法。治疗上应补脏腑之不足，化痰湿、活瘀血，以推动气血的运行，使虚补、痰化瘀行，从而恢复血运正常状态。我们可选取足阳明胃经、足太阴脾经腧穴为主，采用远近结合取穴方法，针刺丰隆、足三

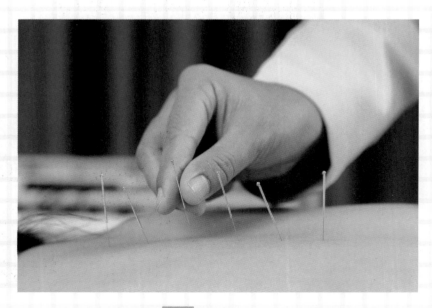

里、三阴交及天枢等穴，调理脾胃，使其升降有序，气血运化正常。治疗高脂血症使用频率最高的腧穴为丰隆，有研究证明单用丰隆穴即有明显的降脂疗效。肝主疏泄，可以调畅全身气机，维持气血运行，促进消化吸收和水液代谢，选择足厥阴肝经腧穴，调理气机，使肝之疏泄功能正常运行，保障人体正常的新陈代谢。

【穴位调治】

点穴疗法治疗高脂血症

取穴：内关、足三里、丰隆。

施治手法：

1.嘱患者仰掌，医者手拉握住其手臂、手背，用另一手的拇指指腹和食指指腹在其内关穴相对按摩36次。

2.医者用拇指指腹和其余四指相对，按揉患者足三里穴，左右侧各36次。

3.医者用拇指指腹分别按压患者下肢左右侧的丰隆穴各36次，指力要重。

以穴位有放射性酸胀感效果好，隔天施治1次。

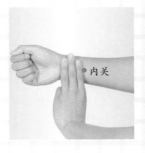
内关

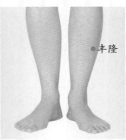
●丰隆

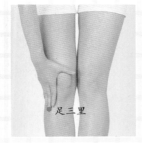
足三里

【应时而食】

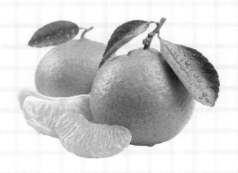

雨水时节空气湿润，又不燥热，正是养生的好时机。雨水后天气转暖，然而又风多物燥，早晚较冷，风邪渐增，常会出现皮肤、口舌干燥，嘴唇干裂等现象，故应多吃新鲜蔬菜和多汁水果以补充人体水分。由于春季为万物生发之始，阳气发越之季，应少吃油腻食物，且油腻食物可以使高脂血症患者病情加重。可多食大枣、淮山药、莲子、韭菜、菠菜、柑橘、蜂蜜、甘蔗等。此节气北方食疗以粥为好，如莲子粥、淮山药粥、大枣粥等。

【药膳厨房】

豆腐冬菇瘦肉汤

原料：豆腐250克，冬菇30克，猪瘦肉250克，大枣4枚，生姜4片，盐少许。

做法：先将冬菇用清水浸发，剪去菇脚，洗净备用；豆腐切小块；大枣（去核）洗净；猪瘦肉洗净后切丝。猪瘦肉丝、冬菇、大枣、生姜片一起放入锅内，加适量清水，大火煮沸后转小火煮1小时，下豆腐块再煮半小时，少许盐调味即可。

功效：补益脾胃，滋阴润燥。用于高脂血症伴面色萎黄、饮食减少、神倦乏力者。

血脂检查结果

项目	检查数值	正常值	临床意义
总胆固醇（TC）		2.84～5.18mmol/L	升高：见于糖尿病、肾病综合征、甲状腺功能低下、动脉硬化 降低：见于急性感染、恶性肿瘤、溶血性贫血
甘油三酯（TG）		<1.7mmol/L	升高：见于动脉粥样硬化、肾病综合征、糖尿病、甲状腺功能减退、心肌梗死、胰腺炎等 降低：见于营养不良、甲状腺功能亢进
高密度脂蛋白胆固醇（HDL-C）		1.04～1.55mmol/L	升高：见于慢性肝炎、原发性胆汁性肝硬化 降低：见于冠心病、急性感染、糖尿病、慢性肾功能衰竭及肾病综合征
低密度脂蛋白胆固醇（LDL-C）		1.56～3.38mmol/L	升高：动脉粥样硬化、甲状腺功能低下、肾病综合征、慢性肾功能衰竭 降低：急性病、无β脂蛋白血症、肝硬化、恶性肿瘤
极低密度脂蛋白胆固醇（VLD-C）		0.21～0.77mmol/L	升高：见于高脂血症、动脉粥样硬化、慢性肾衰竭、肝病、糖尿病 降低：见于营养不良、慢性贫血、多发性骨髓瘤
载脂蛋白A（ApoA）		1.20～1.50mmol/L	升高：见于冠心病、家族性α-脂蛋白缺乏症 降低：见于糖尿病、慢性肝病、肾病综合征
载脂蛋白B（ApoB）		0.80～1.10mmol/L	升高：见于冠心病、肾功能衰竭、糖尿病 降低：见于肝功能不全、恶性肿瘤、甲状腺功能亢进
磷脂（PL）		1.43～3.20mmol/L	升高：见于胆汁淤积、脂肪肝、肾病综合征、高脂血症 降低：见于低脂血症、溶血性贫血、恶性贫血

请记录
身体各项指标的测量结果

单位/指标	记录周期														
	1	2	3	4	5	6	7	8	9	10	11	12	13	14	15
请填写　体　重　记　录															
千克															
请填写　BMI计算结果															
数值															
请勾选　饮　食　记　录															
过饱															
正常															
不足															
请勾选　运　动　记　录															
过量															
正常															
不足															
请勾选　情　绪　记　录															
开心															
正常															
忧伤															

注：BMI是体重指数。BMI（kg/m^2）=体重（kg）/[身高（m）×身高（m）]，成年人BMI的正常值在18.5～23.9之间，BMI<18.5是偏瘦，24≤BMI<28是偏胖，28≤BMI≤32是肥胖，BMI>32是过度肥胖。

惊蛰

一候桃始华 • 二候仓庚鸣 • 三候鹰化为鸠

桃始华 桃，果实名，多年生木本植物，粉红色花。"华"通"花"，在这里是开花的意思。惊蛰之后5天，粉红色的桃花开放。

仓庚鸣 仓庚即黄鹂，通体黄色，带有黑色花纹的鸟，叫声欢快明亮，被称为"小小歌唱家"。惊蛰时节，黄鹂感受到春天的气息，在树枝上跳来跳去，尽情歌唱。

鹰化为鸠 鹰，鹞鹰属，泛指猛禽；鸠即布谷鸟，一种灰色的鸟类，大小与鸽子相仿。古人认为鸟类感知季节变化，春天鹰化为鸠，而秋天鸠化为鹰。

【节气概述】

惊蛰，又名"启蛰"，是二十四节气中的第三个节气。每年公历的3月5日、6日或7日，太阳到达黄经345°时标志着进入惊

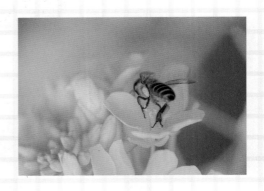

蛰时节。斗指丁为惊蛰，雷鸣动，蛰虫皆震起而出，故名惊蛰也。《月令七十二候集解》："惊蛰，二月节……万物出乎震，震为雷，故曰惊蛰。是蛰虫惊而出走矣。"惊蛰时节春雷乍动，阳气上升，气温快速回升，大地呈现一片生机盎然的景象。所谓"春雷惊百虫"，就是指惊蛰时节春雷滚滚，惊醒蛰伏于地下越冬的蛰虫，反映了自然万物受节气变化而萌发生长的现象。进入惊蛰时期，万物开始生长，中国古代将惊蛰视为春耕的开始。

【节气养生】

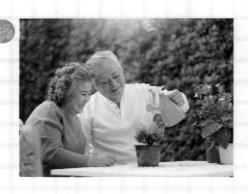

惊蛰时节，桃花红、李花白、黄莺鸣叫、燕飞来。此时的养生也要根据自然物候现象和自身体质差异进行合理的精神、起居、饮食的调养。惊蛰时节应适当调整作息，养成早睡早起的习惯，可使每日精气勃发、肝气条达。此外，春季万物复

苏，应该多做些户外运动，如踏青、散步、放风筝、体育锻炼等，可以使精神愉悦、身体健康，适当的运动可促进血液流动，使气血运化水谷精微，避免多余水谷精微沉积而成血脂。饮食起居主要是以"春夏养阳"为总体原则，应顺肝之性，助益脾气，令五脏和平。

【疾病认知】

高脂血症的危害

高脂血症早期是没有什么症状的，因此很容易被我们忽略，随着病情发展会出现诸多并发症，对于人体的危害性极大，严重时甚至会危及生命，因此定期体检尤为重要。

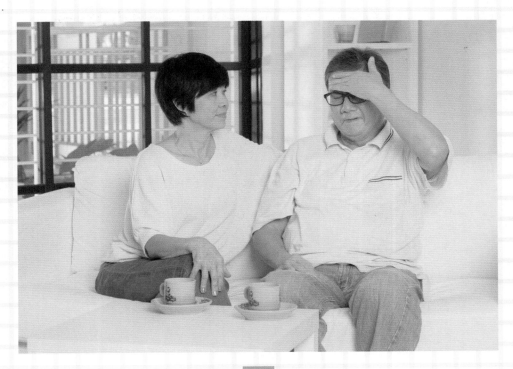

高脂血症的危害性主要表现为其会引发脑梗死、冠心病、糖尿病等多种并发症。高脂血症是诱发脑梗死的高危因素，血脂含量过高易发生动脉硬化及动脉腔狭窄，因此，发生脑梗死的风险就会增加。冠心病的危害相信大家也有所了解，高脂血症就是诱发冠心病的主要因素之一。此外，糖尿病也与高脂血症关系密切，若血脂含量过高，则患糖尿病的风险会明显升高，而糖尿病也会加重高脂血症的症状，二者会形成恶性循环，危害性较大。所以我们一定要重视高脂血症及其危害。

【中医视角】

高脂血症中医分型

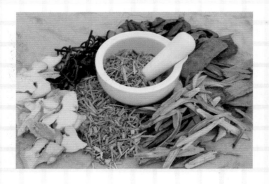

　　血脂异常属于中医的"痰浊""血瘀""眩晕"等范畴。根据患者不同的症状、体征及舌脉，现代中医将高脂血症分为痰浊阻遏证、气滞血瘀证、脾肾阳虚证、肝肾阴虚证四种证型。

　　1.痰浊阻遏证

　　主症：形体肥胖，头重如裹，胸闷，呕恶痰涎，肢麻沉重。次症：心悸，失眠，口淡，食少。舌脉：舌胖，苔滑腻，脉弦滑。

2.气滞血瘀证

主症：胸胁胀闷，走窜疼痛，心前区刺痛。次症：心烦不安。舌脉：舌尖边有瘀点或瘀斑，脉沉涩。

3.脾肾阳虚证

主症：畏寒肢冷，眩晕，倦怠乏力，便溏。次症：食少，脘腹作胀，面肢浮肿。舌脉：舌淡质嫩，苔白，脉沉细。

4.肝肾阴虚证

主症：眩晕耳鸣，腰酸膝软，五心烦热。次症：口干，健忘，失眠。舌脉：舌质红，少苔，脉细数。

【中医调治】

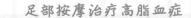
足部按摩治疗高脂血症

足部反射区按摩，采用全足按摩、重点加强的原则。重点加强肾、输尿管、膀胱、肾上腺、垂体、甲状腺、肝、脾、淋巴等反射区。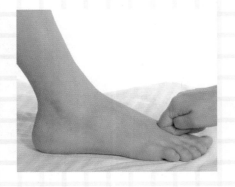

按摩手法：采用拇指推掌法和食指扣拳法。每次按摩30~40分钟，每日1次，10次为1个疗程。力度由轻到重，以痛感能忍受为宜，按摩后半小时内喝白开水300~500毫升。

【应时而食】

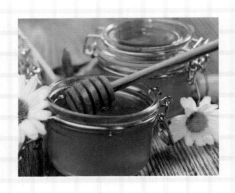

　　惊蛰时节食疗应当遵循少酸多甘的原则，注重疏泄肝气、温阳健脾。此时可适当多吃能生发阳气的食物，如韭菜、菠菜、荠菜等。《黄帝内经·素问》有言"阳者，卫外而为固也"，激发人体阳气，可以增强人体免疫力。惊蛰正值仲春，肝气正旺，易伤脾，故要少吃酸，宜多吃大枣、山药等甘味食物以养脾。另外，惊蛰以后，气温回升，细菌、病菌等微生物活力增强，容易侵犯人体而致病。可多食清热解毒的"抗菌"食品，比如蒜、葱、蒲公英、蜂蜜、绿茶、香菇等。

【药膳厨房】

双玉粳米粥

原料：玉米粉20克，粳米100克，玉竹10克，大枣10枚。

做法：先将大枣洗净、去核；玉竹洗净，入锅煮熟，然后切成小粒；玉米粉和水调成糊状。将粳米洗净后与大枣、玉竹粒一同加水入锅煮粥。米将软时，再慢慢加入玉米粉糊搅匀，继续煮片刻，同时不断搅动，直至粥溢香气即成。

功效：补中健胃，益肺宁心，养阴润燥。用于高脂血症伴冠心病或糖尿病者。

血脂检查结果

项目	检查数值	正常值	临床意义
总胆固醇（TC）		2.84～5.18mmol/L	升高：见于糖尿病、肾病综合征、甲状腺功能低下、动脉硬化 降低：见于急性感染、恶性肿瘤、溶血性贫血
甘油三酯（TG）		<1.7mmol/L	升高：见于动脉粥样硬化、肾病综合征、糖尿病、甲状腺功能减退、心肌梗死、胰腺炎等 降低：见于营养不良、甲状腺功能亢进
高密度脂蛋白胆固醇（HDL-C）		1.04～1.55mmol/L	升高：见于慢性肝炎、原发性胆汁性肝硬化 降低：见于冠心病、急性感染、糖尿病、慢性肾功能衰竭及肾病综合征
低密度脂蛋白胆固醇（LDL-C）		1.56～3.38mmol/L	升高：动脉粥样硬化、甲状腺功能低下、肾病综合征、慢性肾功能衰竭 降低：急性病、无 β 脂蛋白血症、肝硬化、恶性肿瘤
极低密度脂蛋白胆固醇（VLD-C）		0.21～0.77mmol/L	升高：见于高脂血症、动脉粥样硬化、慢性肾衰竭、肝病、糖尿病 降低：见于营养不良、慢性贫血、多发性骨髓瘤
载脂蛋白A（ApoA）		1.20～1.50mmol/L	升高：见于冠心病、家族性 α-脂蛋白缺乏症 降低：见于糖尿病、慢性肝病、肾病综合征
载脂蛋白B（ApoB）		0.80～1.10mmol/L	升高：见于冠心病、肾功能衰竭、糖尿病 降低：见于肝功能不全、恶性肿瘤、甲状腺功能亢进
磷脂（PL）		1.43～3.20mmol/L	升高：见于胆汁淤积、脂肪肝、肾病综合征、高脂血症 降低：见于低脂血症、溶血性贫血、恶性贫血

请记录

身体各项指标的测量结果

单位/指标	记录周期														
	1	2	3	4	5	6	7	8	9	10	11	12	13	14	15
请填写 体 重 记 录															
千克															
请填写 BMI计算结果															
数值															
请勾选 饮 食 记 录															
过饱															
正常															
不足															
请勾选 运 动 记 录															
过量															
正常															
不足															
请勾选 情 绪 记 录															
开心															
正常															
忧伤															

注：BMI是体重指数。BMI（kg/m^2）=体重（kg）/[身高（m）×身高（m）]，成年人BMI的正常值在18.5～23.9之间，BMI<18.5是偏瘦，24≤BMI<28是偏胖，28≤BMI≤32是肥胖，BMI>32是过度肥胖。

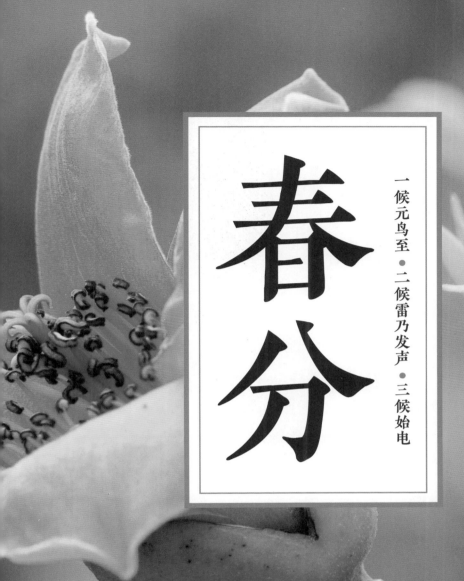

春分

一候元鸟至 • 二候雷乃发声 • 三候始电

元鸟至 元鸟即玄鸟，燕子的别名。春分之后，大地回春，燕子从南方飞回北方。穿花衣的小燕子衔着泥巴，忙着为自己筑巢。

雷乃发声 古人认为雷声是阳气的声音，春分时节阳气增长，但还不足以冲破阴气，所以只能听到阵阵雷声。

始电 闪电是阳气的光芒，阳气微弱时看不见光芒，阳气旺盛时虽受到阴气抑制，但仍然会发出闪电，寓意春分后阳气逐渐增多。事实上，雷电是一体的，只能听见雷声或只能看见闪电，是由于闪电或雷声距离我们较远或能量较微弱，没有被观察到或听到。

【节气概述】

春分是二十四节气中的第四个节气。每年公历的3月20日或21日，太阳到达黄经0°时标志着进入春分时节。斗指壬为春分，行

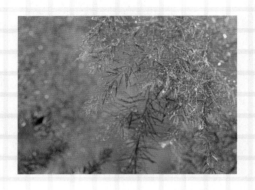

约周天，南北两半球昼夜均分，又当春之半，故名春分。《月令七十二候集解》："春分二月中。分者，半也，此当九十日之半，故谓之分。"

《春秋繁露·阴阳出入上下篇》中说："春分者，阴阳相半也，故昼夜均而寒暑平。"

春分时节，昼夜平分，冷热均衡，气候温和，雨水充沛，阳光明媚，此时人间春暖花开，草长莺飞。

【节气养生】

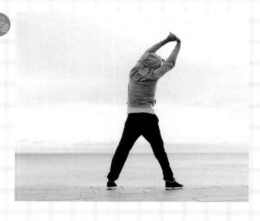

春分节气后，气候温和，雨水充沛，阳光明媚。从立春节气到清明节气前后是草木生长萌芽期，人体血液也正处于旺盛时期，激素水平也处于相对高峰期。此时应当调畅气血，宁心静气，避免情绪刺激。由于春分节气平分了昼夜、寒暑，人们在保健养生

时应注意保持人体的阴阳平衡状态。现代医学研究证明，人的生命在活动过程中，由于新陈代谢的不协调，可导致体内某些元素出现不平衡状态，即有些元素的积累超量。如高脂血症的发生就是因为血脂在体内沉积过多，因此我们要保持体内物质的平衡。《黄帝内经·素问》中讲"阴平阳秘，精神乃治"，春分时节一定要保持阴阳平衡，保证人体内正常的新陈代谢，避免血脂沉积过多。

【疾病认知】

引起高脂血症的病因

1.遗传因素引起的高脂血症，本身无任何其他疾病，为原发性高脂血症。

2.其他疾病导致的高脂血症，如糖尿病、

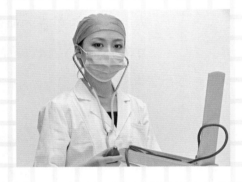

甲状腺功能减退、肾病综合征、肾移植、胆道阻塞等，为继发性高脂血症。

3.不良饮食习惯引起的高脂血症，如暴饮暴食、嗜酒、偏食、饮食不规律等。

4.长期服用某种药物导致的高脂血症，如避孕药、激素类药物等。

5.精神因素导致的高脂血症，由于长期精神紧张导致内分泌代谢紊乱，迁延日久形成高脂血症。

中医理论指导高脂血症的防治

1.未病先防——辨别体质，重视养生。若血脂检测结果提示各指标均处于正常值区间内，但痰湿体质已有所表现，则应积极进行高

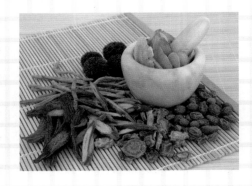

脂血症的预防，可从合理改善饮食、适度进行运动锻炼、保持正常体重、不吸烟、不饮酒、保持良好的心态、定期测量血脂水平等方面做起。健康的生活方式是预防高脂血症的关键，应根据季节的变化，时刻保持气血顺畅、阴阳调和。

2.既病防变——及时治疗，预防进展。高脂血症发病初期，应当尽早治疗，不能拖延，以免贻误病机，使病情复杂难治。高脂血症多虚实并存，治则调节脏腑功能平衡，促进血运顺畅，以达到活血化瘀、燥湿化痰、健脾益肾的治疗效果。治疗期间，应对患者进行情志调节、饮食调理，嘱患者适当运动锻炼，养成良好的生活习惯，以促进疾病康复。

3.新愈防复——善后治疗，预防复发。临床上，很多患者在病情得到控制、相关指标正常后，就停止用药，甚至开始不注意饮食与生活方式的调节，导致血脂指标再次发生变化。高脂血症患者本身就存在代谢紊乱的特征，若

不重视愈后治疗，多余的脂质仍然会残留于体内。因此必须坚持调脂治疗，使血脂代谢平衡，以确保血管畅通，进而达到预防心血管疾病的预后效果。

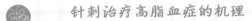

针刺治疗高脂血症的机理

现代研究表明，血脂异常是动脉粥样硬化的危险因素之一，是冠心病的高发原因，而众多的降血脂药物虽然疗效较好，但是其不良反应一直困扰着人们。针

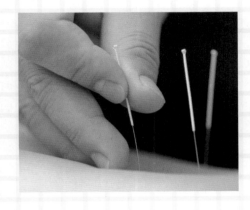

刺用于降血脂治疗效果已得到证实。治疗高脂血症，大多是选择脾胃经和任脉的穴位，通过针刺可以减少脂肪的吸收和摄入。中医认为体内有痰浊的患者往往是高脂血症患者，因此化痰的穴位亦有降血脂的作用，组穴中足三里为足阳明胃经之合穴，有和胃、健脾、化痰之功，实验研究证明电针足三里具有降脂作用；丰隆为足阳明胃经之络穴，可化痰降浊、运脾通腑，是祛痰要穴；三阴交为足三阴经之交会穴，能健脾、利湿。针刺脾胃经穴可以使脾胃之气强健畅达，促进营养物质的吸收和转化，从而达到调节脂质代谢的目的。

【中医调治】

【应时而食】

春分时节正是调理体内阴阳平衡，协调机体功能的重要时机。我国古代名医孙思邈说过："春日宜省酸增甘，以养脾气。"因此，春季饮食调养宜选辛、甘温之品，忌酸涩。蜂蜜是春季最理想的滋补品。中医认为，蜂蜜味甘，入脾胃二经，能补中益气、润肠通便，蜂蜜中还含有多种矿物质、维生素，有清肺解毒的功能，故能增强人体免疫力。身体素虚的高脂血症患者尤为适合食用蜂蜜。另外，春分时节可多吃时令菜。《黄帝内经·素问》说要"食岁谷"，意思就是要吃时令食物。春天里植物生发出新鲜的嫩芽，其中，可以食用的春芽有很多，如香椿、蒜苗、豆苗等。

【药膳厨房】

冬菇云耳瘦肉粥

原料：猪瘦肉60克，冬菇15克，云耳15克，粳米60克，盐适量。

做法：先将冬菇、云耳剪去蒂脚，用清水浸软，切丝备用；猪瘦肉洗净，切丝，腌制备用；粳米洗净。然后，把粳米、冬菇丝、云耳丝一起放入锅内，加适量清水，小火煮成稀粥，再加入猪瘦肉丝煮熟，加盐调味即可。

功效：补益脾胃，润燥。用于高脂血症、动脉粥样硬化症。

血脂检查结果

项目	检查数值	正常值	临床意义
总胆固醇（TC）		2.84～5.18mmol/L	升高：见于糖尿病、肾病综合征、甲状腺功能低下、动脉硬化 降低：见于急性感染、恶性肿瘤、溶血性贫血
甘油三酯（TG）		<1.7mmol/L	升高：见于动脉粥样硬化、肾病综合征、糖尿病、甲状腺功能减退、心肌梗死、胰腺炎等 降低：见于营养不良、甲状腺功能亢进
高密度脂蛋白胆固醇（HDL-C）		1.04～1.55mmol/L	升高：见于慢性肝炎、原发性胆汁性肝硬化 降低：见于冠心病、急性感染、糖尿病、慢性肾功能衰竭及肾病综合征
低密度脂蛋白胆固醇（LDL-C）		1.56～3.38mmol/L	升高：动脉粥样硬化、甲状腺功能低下、肾病综合征、慢性肾功能衰竭 降低：急性病、无β脂蛋白血症、肝硬化、恶性肿瘤
极低密度脂蛋白胆固醇（VLD-C）		0.21～0.77mmol/L	升高：见于高脂血症、动脉粥样硬化、慢性肾衰竭、肝病、糖尿病 降低：见于营养不良、慢性贫血、多发性骨髓瘤
载脂蛋白A（ApoA）		1.20～1.50mmol/L	升高：见于冠心病、家族性α-脂蛋白缺乏症 降低：见于糖尿病、慢性肝病、肾病综合征
载脂蛋白B（ApoB）		0.80～1.10mmol/L	升高：见于冠心病、肾功能衰竭、糖尿病 降低：见于肝功能不全、恶性肿瘤、甲状腺功能亢进
磷脂（PL）		1.43～3.20mmol/L	升高：见于胆汁淤积、脂肪肝、肾病综合征、高脂血症 降低：见于低脂血症、溶血性贫血、恶性贫血

请记录
身体各项指标的测量结果

单位/指标	记录周期														
	1	2	3	4	5	6	7	8	9	10	11	12	13	14	15
											请填写	体 重 记 录			
千克															
											请填写	BMI计算结果			
数值															
											请勾选	饮 食 记 录			
过饱															
正常															
不足															
											请勾选	运 动 记 录			
过量															
正常															
不足															
											请勾选	情 绪 记 录			
开心															
正常															
忧伤															

注：BMI是体重指数。BMI（kg/m^2）=体重（kg）/[身高（m）×身高（m）]，成年人BMI的正常值在18.5～23.9之间，BMI<18.5是偏瘦，24≤BMI<28是偏胖，28≤BMI≤32是肥胖，BMI>32是过度肥胖。

清明

一候桐始华 ● 二候田鼠化为鴽 ● 三候虹始见

桐始华　桐，即梧桐，清明前后，粉白色的梧桐花竞相开放。梧桐花是春天里开放较晚的花，这时春天过去大半，不知不觉已到晚春。桐花在古代诗词中常常出现，寓意高洁不屈的品质，抒发感伤晚春之情怀。

田鼠化为鴽　鴽，古书上指鹌鹑类的小鸟。清明之后，田鼠不喜高温，躲到地下洞穴中生活，而地面上的小鸟多了起来。古人因为观察条件有限，误认为田鼠变成了小鸟。

虹始见　彩虹一般出现在雨过天晴、空气湿润的时候。阳光照射到空气中的水滴，光线被折射和反射，在天空形成的拱形七色彩带，就是彩虹。清明节后，降水丰沛，我们可以经常看到彩虹。

清明是二十四节气中的第五个节气。每年公历的4月4日、5日或6日，太阳到达黄经15°时开始。《月令七十二候集解》曰："清明，三月节。"清明乃天清地明之意。农历书曰："斗指丁，为清明，时万物洁显而清明，盖时当气清景明，万物皆齐，故名也。"清明节正是春光明媚、草木吐绿的时节，所谓"满阶杨柳绿丝烟，画出清明二月天"，气温逐渐回暖，清气上升，各种果树也进入了花期。"清明时节雨纷纷"，这句诗直观地描述了清明时节多雨这一气候特征。

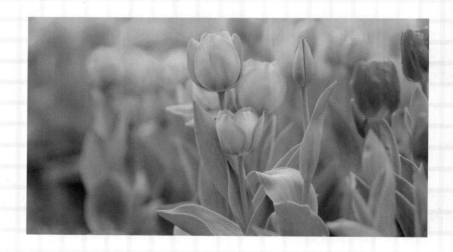

清明节气后，气温升高，降雨增多。"雨纷纷"的清明时节，体内湿气重，犯困打瞌睡是常有的事，除了保证正常的夜眠、午睡之外，还要保持适当的运动、饮食调理以及环境调节。脾胃受湿，使人沉困无力，怠惰嗜卧，可见脾胃为湿所困是身体困乏嗜睡的原因。因此养生原则重在理脾。这个节气是高血压的易发期。高血压患者冠心病和急性心肌梗死的发病率也较正常血压者高出3~5倍。而高血压、冠心病又常常伴随着血脂偏高而发生。

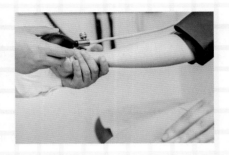

【疾病认知】

高脂血症按病因分类有哪些类型

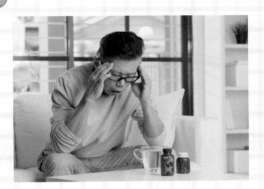

顾名思义，高脂血症就是指人体内血脂水平过高，现代临床高脂血症可分为原发性和继发性两类。

原发性高脂血症与先天性高脂血症和遗传有关，是由于单基因缺陷或多基因缺陷，使参与脂蛋白转运和代谢的受体、酶或载脂蛋白异常所致，或由于环境因素（饮食、营养、药物）和通过未知的机制所致。

继发性高脂血症多发生于代谢性紊乱疾病（糖尿病、高血压、黏液性水肿、甲状腺功能低下、肥胖、肝肾疾病、肾上腺皮质功能亢进等），或与其他因素如年龄、性别、饮酒、吸烟、饮食失调、体力活动、精神紧张、情绪活动变化等有关。

单味中药治疗高脂血症

单味中药能够调节血脂水平，如山楂、丹参、三七、人参、枸杞子、决明子、泽泻、何首乌等。部分中药（如人参、山楂、川芎、泽泻等）以降低胆固醇水平为主；部分中药（如黄连、刺五加、黄芩等）以降低甘油三酯水平为主；部分中药（如银杏叶、何首乌、葛根等）可同时降低胆固醇和甘油三酯水平。大量研究表明，部分中药（如枸杞子、丹参、何首乌、山楂、泽泻等）能够显著改善血脂水平，具有降低血液黏稠度、改善微循环等作用。

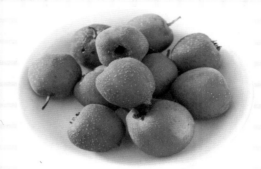

丰隆穴与高脂血症

针灸治疗高脂血症的选穴使用频次最高的为丰隆，且有研究报道独取丰隆穴即可获得显著的降脂效果，且近半年内病情反复者较少，表明丰隆穴近期和远期疗效均较好。《会元针灸学》释其名曰："丰隆者，阳血聚之而隆起，化阴络，交太阴，有丰满之象，故名丰隆。"在多部医学典籍和医案报道中丰隆被誉为治痰要穴。《玉龙歌》曰："痰多宜向丰隆寻"；《肘后歌》曰："哮喘发来寝不得，丰隆刺入三分深。"丰隆属足阳明胃经之络穴，一络通二经，联络脾胃二经，擅治胃经与脾经病证，通过健脾和胃而化痰利湿，脾胃运行正常则痰无所生；又从丰隆发出的胃之经别，上通于心，丰隆亦可活血祛瘀。针对高脂血症的关键病

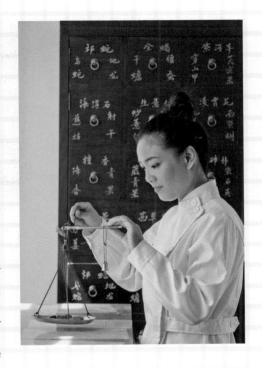

理环节——痰浊和瘀血，选用化痰要穴丰隆，体现了"辨证取穴"的选穴特点。

【应时而食】

清明时节应慎食发物。通常情况下，适量食用发物对大多数人不会产生不良反应或引起不适，只是对某些特殊体质以及与其相关的某些疾病才会诱使发病。清明时人体阳气多动，向外疏发，内外阴阳平衡不稳定，气血运行波动较大，稍有不当，就会导致心血管、消化、呼吸等系统的疾病。在这个季节，支气管哮喘、皮肤病、冠心病、高脂血症等疾病常有加重，如再吃了不当的"发物"，就可能导致疾病加重。清明时体内肝气特别旺盛，肝木过

旺，乘克脾土，就会影响脾的功能，还可使人情绪失调、气血运行不畅。发物是动风生痰、发毒助火助邪之品，

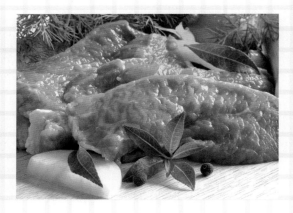

此时食用易诱发或加重某些疾病，应慎食的发物包括带鱼、黄鱼、鲳鱼、蚌肉、虾、螃蟹等水产品，公鸡肉、鸡头、猪头肉、鹅肉、鸡翅、鸡爪、驴肉、獐肉、牛肉、羊肉、狗肉等禽畜类。

【药膳厨房】

冬瓜排骨汤

原料：冬瓜250克，猪排骨150克，葱、姜、花椒、盐各适量。

做法：将冬瓜去皮，洗净，切块；猪排骨洗净，剁块；葱洗净，切段；姜洗净，切片。将猪排骨块放入锅中，加适量清水煮沸后去浮沫，加入葱、姜、花椒，煮至八分熟，下冬瓜块，煮至冬瓜熟后加入盐，煮沸即可。

功效：此汤清淡宜人，有清热解毒、利湿化滞、降脂降压、通利小便之功。

血脂检查结果

项目	检查数值	正常值	临床意义
总胆固醇（TC）		2.84～5.18mmol/L	升高：见于糖尿病、肾病综合征、甲状腺功能低下、动脉硬化 降低：见于急性感染、恶性肿瘤、溶血性贫血
甘油三酯（TG）		<1.7mmol/L	升高：见于动脉粥样硬化、肾病综合征、糖尿病、甲状腺功能减退、心肌梗死、胰腺炎等 降低：见于营养不良、甲状腺功能亢进
高密度脂蛋白胆固醇（HDL-C）		1.04～1.55mmol/L	升高：见于慢性肝炎、原发性胆汁性肝硬化 降低：见于冠心病、急性感染、糖尿病、慢性肾功能衰竭及肾病综合征
低密度脂蛋白胆固醇（LDL-C）		1.56～3.38mmol/L	升高：动脉粥样硬化、甲状腺功能低下、肾病综合征、慢性肾功能衰竭 降低：急性病、无β脂蛋白血症、肝硬化、恶性肿瘤
极低密度脂蛋白胆固醇（VLD-C）		0.21～0.77mmol/L	升高：见于高脂血症、动脉粥样硬化、慢性肾衰竭、肝病、糖尿病 降低：见于营养不良、慢性贫血、多发性骨髓瘤
载脂蛋白A（ApoA）		1.20～1.50mmol/L	升高：见于冠心病、家族性α-脂蛋白缺乏症 降低：见于糖尿病、慢性肝病、肾病综合征
载脂蛋白B（ApoB）		0.80～1.10mmol/L	升高：见于冠心病、肾功能衰竭、糖尿病 降低：见于肝功能不全、恶性肿瘤、甲状腺功能亢进
磷脂（PL）		1.43～3.20mmol/L	升高：见于胆汁淤积、脂肪肝、肾病综合征、高脂血症 降低：见于低脂血症、溶血性贫血、恶性贫血

身体各项指标的测量结果

单位/指标	记录周期														
	1	2	3	4	5	6	7	8	9	10	11	12	13	14	15
请填写 **体 重 记 录**															
千克															
请填写 **BMI 计 算 结 果**															
数值															
请勾选 **饮 食 记 录**															
过饱															
正常															
不足															
请勾选 **运 动 记 录**															
过量															
正常															
不足															
请勾选 **情 绪 记 录**															
开心															
正常															
忧伤															

注：BMI是体重指数。BMI（kg/m^2）=体重（kg）/[身高（m）×身高（m）]，成年人BMI的正常值在18.5～23.9之间，BMI<18.5是偏瘦，24≤BMI<28是偏胖，28≤BMI≤32是肥胖，BMI>32是过度肥胖。

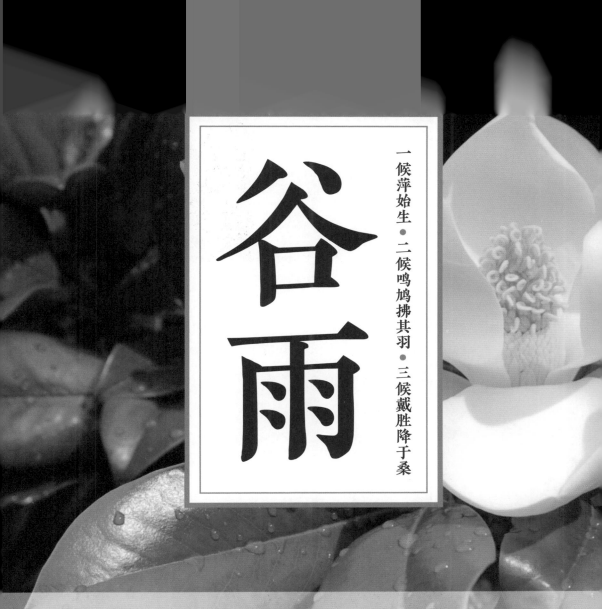

谷雨

一候萍始生 · 二候鸣鸠拂其羽 · 三候戴胜降于桑

萍始生	萍指浮萍，是生长在水田、湖泊中的绿色植物。谷雨时节雨水丰沛，水温上升，水中养分增多，浮萍随之大量生长，是谷雨节气指示之一。
鸣鸠拂其羽	鸠是斑鸠，这里指布谷鸟。拂其羽，指布谷鸟梳理羽毛像跳舞一样。谷雨时节，布谷鸟时而在树上鸣叫，时而梳理羽毛，提醒人们开始播种。
戴胜降于桑	戴胜指戴胜鸟，全身棕色，翅膀和尾巴是黑色，有白色横斑。头上有长羽冠，展开时像孔雀开屏，非常美丽。谷雨时节，戴胜鸟开始在桑树上活动。戴胜鸟象征着祥和、美满、快乐。

【节气概述】

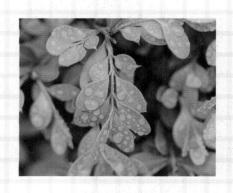

谷雨是二十四节气中的第六个节气。每年公历的4月19日、20日或21日，太阳到达黄经30°时为谷雨。《月令七十二候集解》曰："谷雨，三月中。自雨水后，土膏脉动，今又雨其谷于水也……盖谷以此时播种自下而上也。"常言道："清明断雪，谷雨断霜"，谷雨后气温回升速度加快。如在4月下旬，我国南方的平均气温，除了华南北部和西部部分地区外，可达20℃左右，比中旬增高2℃以上。谷雨前后，天气较暖，降雨量增加，有利于春作物播种生长。谷雨即"雨生百谷"之意。如民间有"谷雨阴沉沉，立夏雨淋淋""谷雨下雨，四十五日无干土"等谚语，都是以有雨无雨为中心。

【节气养生】

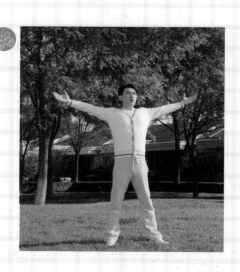

谷雨时节天气忽冷忽热，人易患感冒，应注意保暖。虽然谷雨时气温升高较快，但昼夜温差较大，往往是中午热、早晚凉，因此早晚还应添加衣服，适当"春捂"。但"春捂"也要有度，一般来说，气温超过15℃就没有捂的必要了，如果再捂下去易使火热内生。此外，谷雨正值春夏之交，春季为肝气当令，肝与情志密切相关。事实也证明，四五月份人容易出现精神异常情况。因此在谷雨时应格外重视保持情绪乐观，遇到烦恼时多向家人和朋友倾诉，或多到大自然中走走，尽量把不良情绪调节好，切忌遇事急躁，妄动肝火。

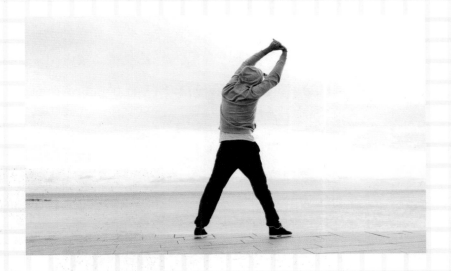

【疾病认知】

高脂血症按检测结果分类有哪些类型

根据血清胆固醇和甘油三酯的检测结果，通常将高脂血症分为四种类型。

1.高胆固醇血症：血清总胆固醇含量增

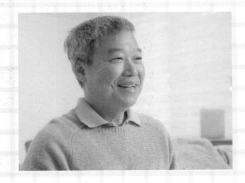

高，超过5.2mmol/L，而甘油三酯含量正常，即甘油三酯<1.70mmol/L。

2.高甘油三酯血症：血清甘油三酯含量增高，超过1.70mmol/L，而总胆固醇含量正常，即总胆固醇<5.18mmol/L。

3.混合型高脂血症：血清总胆固醇和甘油三酯含量均增高，即总胆固醇超过5.18mmol/L，甘油三酯超过1.70mmol/L。

4.高密度脂蛋白血症：血清高密度脂蛋白胆固醇（HDL-胆固醇）含量降低，<1.04mmol/L。

高脂血症的中医调护

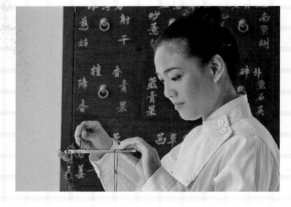

高脂血症患者的饮食不节主要表现在嗜食肥甘酒醪和长期饱食等方面。倘若饮食不节，则可损伤脾胃，导致脾胃的腐熟、运化功能失常。由此，脾失健运，脾之清气不能化浊而发为高脂血症。所以，清淡饮食，多食蔬菜瓜果，多食山楂、山药、白术、扁豆、陈皮等理气健脾、消食调脂之品，减少滋腻之品的摄入，能降低高脂血症的发病率，过逸少劳同样可以导致脾虚、脾运失健，而引发高脂血症。孙思邈曰："动则不衰，用则不退。"可见，适量运动，如散步、慢跑、打太极拳，可舒筋活血，促进脂质转化，消除膏脂蓄积，减少高脂血症的发生。

高脂血症的针刺常用主穴及定位

内关：在前臂掌侧，曲泽与大陵的连线上，腕横纹上2寸，掌长肌腱与桡侧腕屈肌腱之间。

中脘：在上腹部，前正中线上，脐上4寸处。

丰隆：外踝尖上8寸，条口穴外1寸，胫骨前嵴外2横指处。

足三里：在小腿外侧，犊鼻下3寸，犊鼻与解溪连线上。

天枢：位于腹部，横平脐中，前正中线旁开2寸。

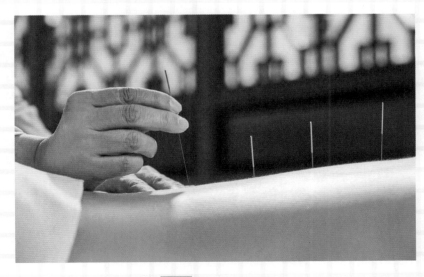

【应时而食】

"谷雨夏未到，冷饮莫先行"。由于谷雨节气气温升高较快，有些人迫不及待地吃起冷饮来。谷雨时气温虽已较高，但仍未到炎热的夏季，食用冷饮后，人体受到冷刺激会导致肠胃不适。另外，还应避免食用油腻、辛辣刺激食物，以保护脾胃。宜少食酸味食物，多食甘味食物。同时，宜多食健脾祛湿的食物，如山药、赤小豆、薏苡仁、扁豆、鲫鱼等。对痰湿内阻型高脂血症患者尤为适用。

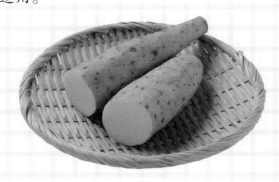

【药膳厨房】

莲子豆仁汤

原料：大枣、莲子各30克，绿豆、薏苡仁、腐竹各60克，红糖适量。

做法：将大枣去核；莲米泡发后洗净；腐竹泡发、切丝；绿豆、薏苡仁淘洗干净备用。将以上原料同放锅中，加清水适量，煮至烂熟后用红糖调味服食。

功效：清热解毒，祛脂降腻。

血脂检查结果

项目	检查数值	正常值	临床意义
总胆固醇（TC）		2.84～5.18mmol/L	升高：见于糖尿病、肾病综合征、甲状腺功能低下、动脉硬化 降低：见于急性感染、恶性肿瘤、溶血性贫血
甘油三酯（TG）		<1.7mmol/L	升高：见于动脉粥样硬化、肾病综合征、糖尿病、甲状腺功能减退、心肌梗死、胰腺炎等 降低：见于营养不良、甲状腺功能亢进
高密度脂蛋白胆固醇（HDL-C）		1.04～1.55mmol/L	升高：见于慢性肝炎、原发性胆汁性肝硬化 降低：见于冠心病、急性感染、糖尿病、慢性肾功能衰竭及肾病综合征
低密度脂蛋白胆固醇（LDL-C）		1.56～3.38mmol/L	升高：动脉粥样硬化、甲状腺功能低下、肾病综合征、慢性肾功能衰竭 降低：急性病、无 β 脂蛋白血症、肝硬化、恶性肿瘤
极低密度脂蛋白胆固醇（VLD-C）		0.21～0.77mmol/L	升高：见于高脂血症、动脉粥样硬化、慢性肾衰竭、肝病、糖尿病 降低：见于营养不良、慢性贫血、多发性骨髓瘤
载脂蛋白A（ApoA）		1.20～1.50mmol/L	升高：见于冠心病、家族性 α-脂蛋白缺乏症 降低：见于糖尿病、慢性肝病、肾病综合征
载脂蛋白B（ApoB）		0.80～1.10mmol/L	升高：见于冠心病、肾功能衰竭、糖尿病 降低：见于肝功能不全、恶性肿瘤、甲状腺功能亢进
磷脂（PL）		1.43～3.20mmol/L	升高：见于胆汁淤积、脂肪肝、肾病综合征、高脂血症 降低：见于低脂血症、溶血性贫血、恶性贫血

身体各项指标的测量结果

单位/指标	记录周期														
	1	2	3	4	5	6	7	8	9	10	11	12	13	14	15
请填写 体 重 记 录															
千克															
请填写 BMI计算结果															
数值															
请勾选 饮 食 记 录															
过饱															
正常															
不足															
请勾选 运 动 记 录															
过量															
正常															
不足															
请勾选 情 绪 记 录															
开心															
正常															
忧伤															

注：BMI是体重指数。BMI（kg/m²）=体重（kg）/[身高（m）×身高（m）]，成年人BMI的正常值在18.5～23.9之间，BMI<18.5是偏瘦，24≤BMI<28是偏胖，28≤BMI≤32是肥胖，BMI>32是过度肥胖。

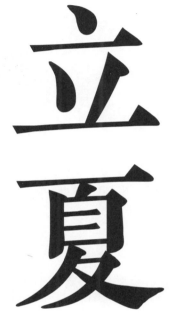

立夏

一候蝼蝈鸣 ● 二候蚯蚓出 ● 三候王瓜生

蝼蝈鸣 蝼蝈有人认为指的是蝼蛄。蝼蛄又名土狗、蝲蝲蛄、地牛等，是一种杂食性昆虫，生活在泥土中，主要在夜间与清晨活动于地表下，吃新播的种子，咬食农作物根部。立夏后，可以听见蝼蛄在田间鸣叫，预示着夏天来临。

蚯蚓出 蚯蚓又名地龙，生活在潮湿、疏松的土壤中。蚯蚓可以入药、做饲料、疏松土壤。立夏后雨水增多，土壤湿度增大，蚯蚓会爬出土壤进行呼吸。

王瓜生 王瓜，葫芦科多年生草质藤本植物，果实、种子、根均可入药，具有清热、生津、化瘀等功效。立夏后10天，天气温暖，雨水充沛，王瓜开始迅速生长，六七月时结出椭圆形果实，成熟后呈红色。

【节气概述】

立夏是二十四节气中的第七个节气，是指太阳到达黄经45°时，时间是每年公历的5月5日、6日或7日。

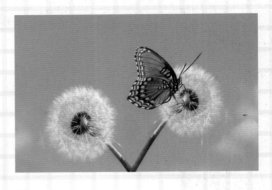

《历书》曰："斗指东南，维为立夏，万物至此皆长大，故名立夏也。"立夏标志着夏季的开始，人们习惯上把立夏当作气温明显升高、炎暑将临、雷雨增多、农作物进入生长旺季的一个重要节气。《月令七十二候集解》："立夏，四月节。立，建始也。夏，假也，物至此时皆假大也。"《礼记·月令》篇解释立夏曰："蝼蝈鸣，蚯蚓出，王瓜生，苦菜秀。"说明此时节青蛙开始聒噪着夏日的来临，蚯蚓也忙着帮农民们翻松泥土，乡间田埂的野菜也都彼此争相出土，日日攀长。

【节气养生】

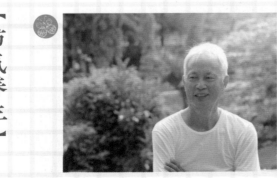

立夏时节，人们要顺应气候变化，每天晚上睡觉时间可比春季稍晚些，以顺应阴气的不足；早上应早点起床，以顺应阳气的充盈与盛实。立夏后因晚睡早起，晚间睡眠时间相对不足。加之立夏后白天气温较高，人体汗出增多，正午气候炎热时，人体血管扩张，使血液大量集中于体表，加上午饭后消化道的供血增多，大脑供血相对减少，人在午后常感到精神不振，困意频频。因此立夏后人们应该养成午睡的习惯，可以在一定程度上预防冠心病、高脂血症的发生。

【疾病认知】

高脂血症的高危人群

1.有不良的饮食习惯者：不按时吃饭，或一餐吃得很多，长期食用高脂肪或高热量食物，如动物内脏、蛋黄、奶油及肉类等，并且蔬果类食物摄取量少。

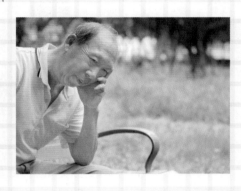

2.不爱运动者：长期不运动会导致身体的代谢循环出现问题，也容易发生高脂血症。

3.精神压力大者：长期处于紧张的工作环境或者长期受不良情绪影响。

4.长期大量饮酒、吸烟者。

5.40岁以上的人：年龄超过40岁，人体血管上皮细胞的功能会逐渐衰退，血脂会逐渐增高。

6.绝经后妇女：绝经后，体内的坏胆固醇逐渐增多，好胆固醇逐渐减少。

7.有家族遗传的人群：部分高脂血症患者具有家族聚集性，有明显的遗传倾向。

8.高血压、冠心病等疾病患者：如果没有很好地控制自己的病情，高脂血症很可能会伴随而生。

从症状和体征判断高脂血症

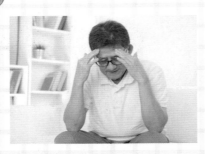

1.如果您身体肥胖，平时经常头晕胀痛，胸脘痞闷，甚则呕恶痰涎，身沉肢重，乏力倦怠，舌淡，边有齿痕，苔白滑腻，脉濡滑，说明您体内痰湿太重，就是说您体内代谢后的废水排不出去，留存在血脉中造成血脂过高。

2.如果您平素性情抑郁，情绪不宁，善叹息，伴胸闷，少腹或胁肋胀痛，脘痞嗳气，泛酸苦水，尤其是妇女出现月经不调，经前乳胀、腹痛，舌淡，苔薄白，脉弦等症，说明您的肝胆推动力出现障碍，不能把血液中过多的油脂排泄出去，进而造成血脂过高。

3.如果您已经进入中年，但并不是"大肚腩"的肥胖身材，而是形体偏瘦，常眩晕，耳鸣，头痛，肢麻，腰膝酸软，口咽干燥，五心烦热，健忘难寐，舌红少苔，脉细数，说明您的肝肾中精血亏少、津液亏少、周流缓慢，从而导致血黏、血脂升高。

【中医视角】

4.如果您形体肥胖，又畏寒怕冷、手足欠温，经常精神衰退，头昏头晕，耳鸣，齿摇，腰膝酸软，腹胀纳呆，肠鸣便溏，阳痿滑精，舌体淡胖，边有齿印，苔中根白腻，脉象沉细而迟，说明您的"火力"不足了。由于脾肾阳气亏虚，推动力不足，津液、血液环流不畅，进而出现血液黏度增高，血脂增高。

【中医调治】

走罐法治疗高脂血症

部位：足太阳膀胱经，背部第一侧线。

方法：患者取俯卧位，以凡士林油均匀涂于背部，根据患者体质及耐受程度，取大小合适的玻璃罐，以适当的力度吸附于背部，推动其上下移动，要求在移动过程中患者没有明显疼痛，上下推动5次，以出现皮下瘀点或瘀斑为度。

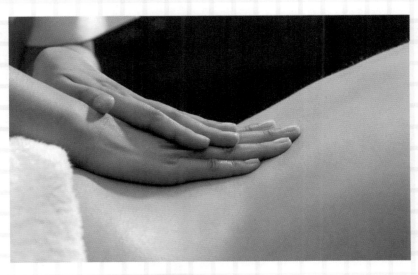

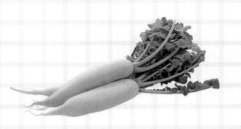

【应时而食】

"冬吃萝卜夏吃姜，不劳医生开药方"。姜性温，属于阳性药物。立夏吃姜有助人体阳气生发，符合中医"春夏养阳"的观点。姜可解表祛寒、化痰止咳、健脾暖胃，适量吃姜还可开胃健脾、增进食欲，防止肚腹受凉及感冒。立夏后人体阳气渐趋于外，新陈代谢旺盛，汗出较多，气随津散，人体阳气和津液易损。晚饭时可经常喝点粥，既能生津止渴，又能养护脾胃，可谓一举两得。另外，还可少饮啤酒、葡萄酒等，可畅通气血、消暑解渴。除此之外，立夏后应适量食鱼肉、猪瘦肉、蛋、奶和豆类等，以补充蛋白质，高脂血症患者还应多吃水果、蔬菜以补充维生素，适当搭配粗粮以均衡营养，促进消化。

【药膳厨房】

黄精大枣汤

原料：黄精10克，大枣10枚。

做法：将黄精洗净、切细，大枣去核。将黄精、大枣同放锅中，加清水适量，小火煮熟。饮汤，嚼食黄精、大枣。

功效：补益脾肺，降脂化浊。用于肺脾气虚所致高脂血症。

血脂检查结果

项目	检查数值	正常值	临床意义
总胆固醇（TC）		2.84~5.18mmol/L	升高：见于糖尿病、肾病综合征、甲状腺功能低下、动脉硬化 降低：见于急性感染、恶性肿瘤、溶血性贫血
甘油三酯（TG）		<1.7mmol/L	升高：见于动脉粥样硬化、肾病综合征、糖尿病、甲状腺功能减退、心肌梗死、胰腺炎等 降低：见于营养不良、甲状腺功能亢进
高密度脂蛋白胆固醇（HDL-C）		1.04~1.55mmol/L	升高：见于慢性肝炎、原发性胆汁性肝硬化 降低：见于冠心病、急性感染、糖尿病、慢性肾功能衰竭及肾病综合征
低密度脂蛋白胆固醇（LDL-C）		1.56~3.38mmol/L	升高：动脉粥样硬化、甲状腺功能低下、肾病综合征、慢性肾功能衰竭 降低：急性病、无β脂蛋白血症、肝硬化、恶性肿瘤
极低密度脂蛋白胆固醇（VLD-C）		0.21~0.77mmol/L	升高：见于高脂血症、动脉粥样硬化、慢性肾衰竭、肝病、糖尿病 降低：见于营养不良、慢性贫血、多发性骨髓瘤
载脂蛋白A（ApoA）		1.20~1.50mmol/L	升高：见于冠心病、家族性α-脂蛋白缺乏症 降低：见于糖尿病、慢性肝病、肾病综合征
载脂蛋白B（ApoB）		0.80~1.10mmol/L	升高：见于冠心病、肾功能衰竭、糖尿病 降低：见于肝功能不全、恶性肿瘤、甲状腺功能亢进
磷脂（PL）		1.43~3.20mmol/L	升高：见于胆汁淤积、脂肪肝、肾病综合征、高脂血症 降低：见于低脂血症、溶血性贫血、恶性贫血

请记录
身体各项指标的测量结果

单位/指标	记录周期														
	1	2	3	4	5	6	7	8	9	10	11	12	13	14	15
请填写 体重记录															
千克															
请填写 BMI计算结果															
数值															
请勾选 饮食记录															
过饱															
正常															
不足															
请勾选 运动记录															
过量															
正常															
不足															
请勾选 情绪记录															
开心															
正常															
忧伤															

注：BMI是体重指数。BMI（kg/m^2）=体重（kg）/[身高（m）×身高（m）]，成年人BMI的正常值在18.5～23.9之间，BMI<18.5是偏瘦，24≤BMI<28是偏胖，28≤BMI≤32是肥胖，BMI>32是过度肥胖。

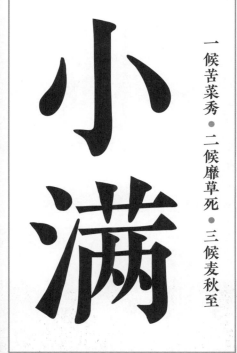

小满

一候苦菜秀 • 二候靡草死 • 三候麦秋至

苦菜秀 　苦菜是中国人最早食用的野菜之一，《诗经》中已有记载，"秀"表示谷物抽穗开花。小满时节，漫山遍野的苦菜开着黄色小花，显示出夏天的朝气蓬勃。

靡草死 　靡草指喜阴的绿色植物，枝条细小绵软。小满时阳光充足，气温较高，靡草被烈日灼伤而消亡。

麦秋至 　"秋"字表示百谷成熟之时，而并非季节上的秋季。古人将谷物播种称为春，谷物收获称为秋，因此虽然还是夏季，却到了小麦成熟收获的季节。

【节气概述】

小满是二十四节气中的第八个节气，时间是每年公历的5月20日、21日或22日，太阳到达黄经60°时。《月令七十二候集解》："小满，四月中。小满者，物致于此小得盈满。"这时全国北方地区麦类等夏熟作物籽粒已开始饱满，但还没有成熟，处于乳熟后期。"斗指甲为小满，万物长于此少得盈满，麦至此方小满而未全熟，故名也。"意思是说，从小满开始，夏熟作物的籽粒开始灌浆饱满，但还未成熟，只是小满，还未大满。进入小满以后，气温明显升高，雨水开始增多，预示着潮湿闷热的天气即将到来。

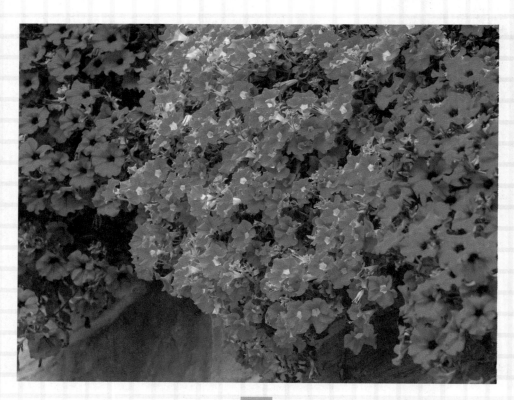

【节气养生】

小满节气后，天气逐渐变得湿热，昼夜温差较大。尤其是下过雨以后，气温明显下降，因此雨后要适时添加衣服，以防着凉感冒。另外，也要避免被雨水淋湿，以免外感湿邪。一旦被雨水淋湿，应及时更换湿透的衣物，并喝些生姜红糖水以防感冒。

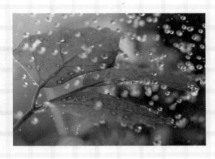

小满时节，人的心火也偏旺，容易脾气暴躁、烦躁不安。而心理、情绪与体内的神经、内分泌和免疫系统关系密切。当人受到负面情绪影响时，身体的免疫力会下降，容易患上各种疾病。尤其对于老年人而言，情绪剧烈波动后风火相煽，气血上逆，可引发高血压、冠心病，从而引发血脂升高，危害更甚。因此，小满时节要注意保持心情舒畅，尽量抑制怒火，防止意外发生。

【疾病认知】

血脂偏高有哪些早期症状

高脂血症与高血压、高血糖并称"三高"，一旦身体出现以下信号，就要引起重视。

1.头晕：早晨起床后感觉头脑不清楚，进食早餐后好转，午后极易犯困，夜晚经常失眠。

2.腿抽筋：经常出现腿抽筋的症状，并常感到肌肉刺痛，或小腿发凉、麻木，或四肢乏力。

3.食欲不振：高脂血症可引起脂肪肝，影响肝功能，从而出现食欲不振的症状。

4.视力下降：看东西模糊，或出现视力下降，同时伴有记忆力和反应力明显减退。

5.黄色皮疹：眼睑出现淡黄色小皮疹，刚开始为米粒大小，略高于皮肤，严重时布满整个眼睑。

中医论治原发性高脂血症

中医文献中没有高脂血症、血脂的明确概念，文献中记载膏、浊类似于现代医学的血脂。《黄帝内经·灵枢》云："受谷者浊，受气者清"，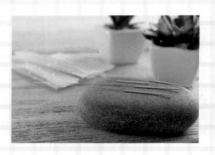可以看出，"浊"在正常情况下为人体的水谷精微。《论衡·道虚篇》云："夫血脉之藏于身者，犹江河之流也，江河之流，浊而不清，血脉之动，亦扰而不安"，病理之浊会造成机体变证丛生。湿浊在本质上具有一体性，《温病条辨》云："湿久浊凝"，可以看出，湿为浊之渐。脾胃功能与湿邪的产生与发展关系最为密切，"诸湿肿满，皆属于脾"，"湿"最易伤脾，困顿脾运，反过来脾虚又易生"湿"，造成恶性循环。湿邪氤氲日久，黏滞重

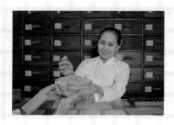

着，停滞于体内，日久成浊。湿浊弥漫全身，无处不到，血脉亦为湿浊黏滞，阻滞气机，重伤脾胃，升降失司，清浊难分，清阳难升，浊阴难降，因此治疗上需要健运脾胃，升清降浊。给予"升清降浊汤"：荷叶30克，黄连30克，生山楂15克，红曲15克，荜茇9克。

腹部推拿法治疗原发性高脂血症

1.摩全腹法。患者取仰卧位，以脐为中心顺、逆时针各36圈。

2.大鱼际环揉全腹法。以大鱼际着力于腹部，以脐为中心，沿顺时针方向做逐渐向外扩展的圆周运动直至揉遍全腹，反复操作3～5分钟。

3.拿揉腹直肌法。用双手的拇指和其余四指相对用力提并揉捏双侧的腹直肌，自上而下（幽门穴至横骨穴）反复操作3～5分钟。

4.三指揉丹田法。用食、中、无名指着力于丹田穴处，做环形的揉动，持续操作3～5分钟。

5.环揉带脉法。双手虎口相对全掌置于两侧的侧腹部，相对用力向中间弧形归挤，至腹中线时交叉向上夹起腹部肌肉，反复操作3～5分钟。

6.点穴法。食指点按阑门、上脘、中脘、建里、水分、天枢、气海等穴，以指下气通为止。每穴1分钟。每日1次，1周为1疗程。

【应时而食】

小满时气候开始变得湿热，宜多吃具有清热利湿作用的食物，如薏苡仁、赤小豆、绿豆、冬瓜、丝瓜、黄瓜、西瓜、鲫鱼、草鱼等，高脂血症患者少食甘肥滋腻、生湿助热的食物，如动物脂肪、油炸熏烤食物及辣椒、芥末、胡椒、茴香、虾及羊肉、狗肉等。小满时节吃苦菜正当时。苦菜，医学上又名"败酱草"，其生长遍布全国各地，是中国人最早食用的野菜之一，具有清热解毒、凉血的功效。据研究，苦菜营养丰富，其中含有人体所需要的多种维生素、矿物质、胆碱、糖类、核黄素和甘露醇等，可用于凉拌、做汤、做馅、煮面等。

【药膳厨房】

海带薏苡仁蛋汤

原料：海带、薏苡仁各30克，鸡蛋3枚，盐、植物油各适量。

做法：将海带洗净、切丝，薏苡仁淘洗干净。将海带、薏苡仁放入高压锅中，加水炖烂，连汤备用。锅中放植物油适量，烧热后打入鸡蛋炒熟，倒入海带薏苡仁汤，待沸后调入盐即成。

功效：活血除湿，降脂散结。

血脂检查结果

项目	检查数值	正常值	临床意义
总胆固醇（TC）		2.84～5.18mmol/L	升高：见于糖尿病、肾病综合征、甲状腺功能低下、动脉硬化 降低：见于急性感染、恶性肿瘤、溶血性贫血
甘油三酯（TG）		<1.7mmol/L	升高：见于动脉粥样硬化、肾病综合征、糖尿病、甲状腺功能减退、心肌梗死、胰腺炎等 降低：见于营养不良、甲状腺功能亢进
高密度脂蛋白胆固醇（HDL-C）		1.04～1.55mmol/L	升高：见于慢性肝炎、原发性胆汁性肝硬化 降低：见于冠心病、急性感染、糖尿病、慢性肾功能衰竭及肾病综合征
低密度脂蛋白胆固醇（LDL-C）		1.56～3.38mmol/L	升高：动脉粥样硬化、甲状腺功能低下、肾病综合征、慢性肾功能衰竭 降低：急性病、无β脂蛋白血症、肝硬化、恶性肿瘤
极低密度脂蛋白胆固醇（VLD-C）		0.21～0.77mmol/L	升高：见于高脂血症、动脉粥样硬化、慢性肾衰竭、肝病、糖尿病 降低：见于营养不良、慢性贫血、多发性骨髓瘤
载脂蛋白A（ApoA）		1.20～1.50mmol/L	升高：见于冠心病、家族性α-脂蛋白缺乏症 降低：见于糖尿病、慢性肝病、肾病综合征
载脂蛋白B（ApoB）		0.80～1.10mmol/L	升高：见于冠心病、肾功能衰竭、糖尿病 降低：见于肝功能不全、恶性肿瘤、甲状腺功能亢进
磷脂（PL）		1.43～3.20mmol/L	升高：见于胆汁淤积、脂肪肝、肾病综合征、高脂血症 降低：见于低脂血症、溶血性贫血、恶性贫血

身体各项指标的测量结果

单位/指标	记录周期														
	1	**2**	**3**	**4**	**5**	**6**	**7**	**8**	**9**	**10**	**11**	**12**	**13**	**14**	**15**
请填写 体 重 记 录															
千克															
请填写 BMI计算结果															
数值															
请勾选 饮 食 记 录															
过饱															
正常															
不足															
请勾选 运 动 记 录															
过量															
正常															
不足															
请勾选 情 绪 记 录															
开心															
正常															
忧伤															

注：BMI是体重指数。BMI（kg/m^2）=体重（kg）/[身高（m）×身高（m）]，成年人BMI的正常值在18.5～23.9之间，BMI<18.5是偏瘦，24≤BMI<28是偏胖，28≤BMI≤32是肥胖，BMI>32是过度肥胖。

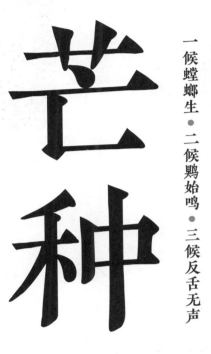

芒种

一候螳螂生 ● 二候鵙始鸣 ● 三候反舌无声

螳螂生 螳螂又称刀螂，是一种中大型肉食性昆虫，前肢发达呈镰刀状，用来捕食猎物。螳螂分布广泛，以昆虫为食，是很多农业害虫的天敌。一般于八九月产卵，第二年的芒种前后，气温、湿度满足条件后，孵化出幼虫。

鵙始鸣 鵙，古书中指伯劳鸟，常将捕食的猎物挂在带刺的树上，又称屠夫鸟。伯劳鸟生活在开阔的林地，生性凶猛，有"小猛禽"之称。芒种时节伯劳鸟开始繁殖，有危险时它们会大声鸣叫以保护后代。

反舌无声 反舌指反舌鸟，也称百舌鸟，鸣声甜美，能学各种鸟鸣叫。雄鸟全身黑色，嘴橘黄色，眼圈略浅。雌鸟上体黑褐色，下体深褐色，嘴暗绿色至黑色。芒种时节，反舌鸟停止鸣叫。

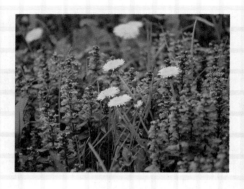

芒种是二十四节气中的第九个节气，在每年公历的6月5日、6日或7日。芒种，是"有芒之谷类作物可种"的意思。"芒种"在民间也被称为"忙种""忙着种"，是播种晚稻等谷类作物的时节。对我国大部分地区来说，芒种是一年中最忙的时节。"芒种"一词，现存文字记载最早见于两汉时期的著作《周礼》："泽草所生，种之芒种"。另，元朝吴澄的著作《月令七十二候集解》中解释："芒种，五月节，谓有芒之种谷可稼种矣。"

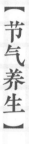
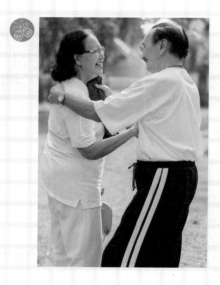

芒种时节天气炎热，人体出汗较多，应多喝水以补充丢失的水分。可多喝白开水，补充水分，采用少量多次补给的方法，既可使排汗减慢，又可防止食欲减退，还可减少水分蒸发；大量出汗后宜多喝一些盐开水或盐茶水，以补充体内丢失的盐分。芒种季节饮食宜清淡，多食新鲜蔬菜、水果、豆制品。气温开始慢慢升高，空气中湿度较大，人体内的汗液无法通畅地发散出来，热蒸湿动，对于伴有高血压的糖尿病患者要注意通过运动促进排汗，增强抵抗力，但是应避免烈日暴晒下运动，以免出汗过多耗气伤津。

【疾病认知】

高脂血症饮食治疗原则

1.合理配餐：坚持食用低胆固醇、低动物脂肪食物，以减少肝脏将中间代谢产物合成甘油三酯。天然食物中含有植物蛋

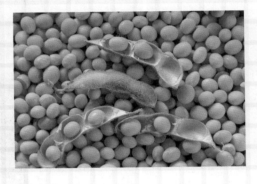

白、维生素、膳食纤维等大量降血脂的营养成分，如大豆、鱼、灵芝等食物均具有良好的降血脂功效。

2.饮食有节：高脂血症患者应在保证一定营养水平的前提下，严格控制每日的进食量，且每餐进食都要留有余地，特别是晚餐要吃少，以七八分饱为宜。

3.清淡饮食：高脂血症患者应给予低脂肪、低热量饮食，一般每日摄入热量在1200～1500千卡（5023～6279焦耳），多食富含维生素的新鲜蔬菜和水果等食物，以及富含植物固醇的豆类及其制品类食物。这将有利于脂肪代谢，并抑制胆固醇吸收。按照传统中医"咸伤血"的理论，对"脉络瘀塞，气血不畅"的患者，饮

食宜淡不宜咸。

4.饮酒适量：过量饮酒会增加血压、血糖、血尿酸和血脂异常的风险，对健康造成极大危害。此外，过量饮酒还能使心脏功能减退，同时对胃肠道、肝脏、神经系统、内分泌系统等都具有不同程度的损害。所以，高脂血症患者在饮食上应严格限制酒精的摄入。

【中医视角】

糖尿病合并高脂血症的中医认识

糖尿病合并高脂血症无具体中医病名，但糖尿病被中医归为消渴之类，消渴病机以阴虚、气虚为本，阴虚血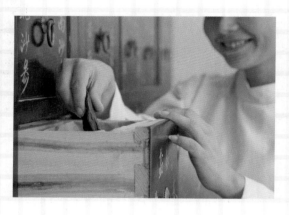脉运行涩滞、气虚鼓动无力，痰浊阻滞、血脉不利等均可导致痰浊、血瘀。故消渴日久就会致使痰浊、血瘀等有形邪气的形成，而中医常常将高脂血症归属于痰浊、血瘀的范畴，反过来当痰浊停滞、瘀血内阻时，郁而化热又会耗气伤阴，气阴亏虚、燥热偏盛又会导致消渴的发生。两者互为致病因素，相互影响，相互促进。本病虚实夹杂，本虚标实，脾肾亏损、气阴两虚为本，痰瘀互结为标。故治疗应结合临床辨证施治，标本兼顾、通补并用、补泻兼

施、整体调治。同时亦应注意协调补虚、扶正、祛痰、化瘀的关系，滋阴勿助痰湿，要补而不敛邪，通而不伤络。

【中医调治】

新加消渴方治疗2型糖尿病合并高脂血症

方药组成：生黄芪30克，生地黄、天花粉、五味子、山药、葛根各15克，丹参、苍术、玄参各10克，黄连5克。

服用方法：每日1剂，水煎取汁200毫升，分早晚2次口服。

新加消渴方是在朱丹溪"消渴方"基础上，结合名医祝谌予"降糖方"加减化裁而成，由生黄芪、生地黄、苍术、玄参、葛根、丹参、山药、黄连、天花粉、五味子组成。

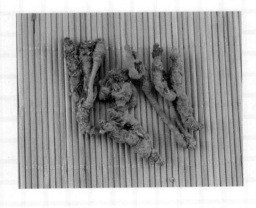

其中黄芪味甘，性微温，归脾、肺经，益气生津，为君；生地黄味甘，性寒，归心、肝、肾经，滋阴润燥，为臣；佐以天花粉、葛根、山药生津止渴，苍术、玄参润燥相宜，健脾滋肾，养阴生津，丹参活血化瘀，黄连清热燥湿，五味子收涩敛阴；诸药配伍具有滋肾养阴、益气生津之效。

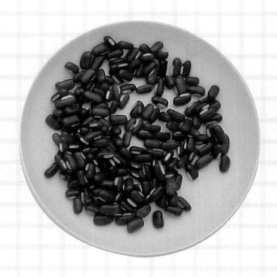

【应时而食】

芒种的饮食调养应以清补为原则。此时要多食蔬菜、豆类、水果，如菠萝、苦瓜、西瓜、荔枝、绿豆、赤小豆等。这些食物含有丰富的维生素、蛋白质、脂肪、糖类等，不但能供给人体所必需的营养物质，还可提高机体的抗病能力。多吃瓜果蔬菜，摄取的维生素C对血管有一定的修补保养作用，把血管壁内沉积的胆固醇转移到肝脏变成胆汁酸，对预防和治疗动脉硬化有一定的作用。

【药膳厨房】

薏苡仁赤小豆糙米饭

原料：炒薏苡仁、糙米、赤小豆各适量。

做法：薏苡仁、糙米、赤小豆洗净并浸泡4小时以上，再倒入高压锅中，倒入没过米面2个指腹的清水，盖上盖，焖熟即可，作为三餐主食。

功效：健脾、祛湿、化痰。适合糖尿病合并高脂血症的偏胖人群。

血脂检查结果

项目	检查数值	正常值	临床意义
总胆固醇（TC）		2.84～5.18mmol/L	升高：见于糖尿病、肾病综合征、甲状腺功能低下、动脉硬化 降低：见于急性感染、恶性肿瘤、溶血性贫血
甘油三酯（TG）		<1.7mmol/L	升高：见于动脉粥样硬化、肾病综合征、糖尿病、甲状腺功能减退、心肌梗死、胰腺炎等 降低：见于营养不良、甲状腺功能亢进
高密度脂蛋白胆固醇（HDL-C）		1.04～1.55mmol/L	升高：见于慢性肝炎、原发性胆汁性肝硬化 降低：见于冠心病、急性感染、糖尿病、慢性肾功能衰竭及肾病综合征
低密度脂蛋白胆固醇（LDL-C）		1.56～3.38mmol/L	升高：动脉粥样硬化、甲状腺功能低下、肾病综合征、慢性肾功能衰竭 降低：急性病、无β脂蛋白血症、肝硬化、恶性肿瘤
极低密度脂蛋白胆固醇（VLD-C）		0.21～0.77mmol/L	升高：见于高脂血症、动脉粥样硬化、慢性肾衰竭、肝病、糖尿病 降低：见于营养不良、慢性贫血、多发性骨髓瘤
载脂蛋白A（ApoA）		1.20～1.50mmol/L	升高：见于冠心病、家族性α-脂蛋白缺乏症 降低：见于糖尿病、慢性肝病、肾病综合征
载脂蛋白B（ApoB）		0.80～1.10mmol/L	升高：见于冠心病、肾功能衰竭、糖尿病 降低：见于肝功能不全、恶性肿瘤、甲状腺功能亢进
磷脂（PL）		1.43～3.20mmol/L	升高：见于胆汁淤积、脂肪肝、肾病综合征、高脂血症 降低：见于低脂血症、溶血性贫血、恶性贫血

请记录
身体各项指标的测量结果

单位/指标	记录周期														
	1	2	3	4	5	6	7	8	9	10	11	12	13	14	15
请填写 **体 重 记 录**															
千克															
请填写 **BMI 计算结果**															
数值															
请勾选 **饮 食 记 录**															
过饱															
正常															
不足															
请勾选 **运 动 记 录**															
过量															
正常															
不足															
请勾选 **情 绪 记 录**															
开心															
正常															
忧伤															

注：BMI是体重指数。BMI（kg/m^2）=体重（kg）/[身高（m）×身高（m）]，成年人BMI的正常值在18.5～23.9之间，BMI<18.5是偏瘦，24≤BMI<28是偏胖，28≤BMI≤32是肥胖，BMI>32是过度肥胖。

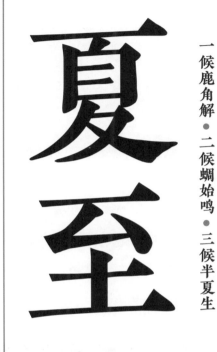

夏至

一候鹿角解 · 二候蜩始鸣 · 三候半夏生

鹿角解 解，有脱落的意思。夏至时节，鹿角会自然脱落。鹿角每年经历生长、死亡、脱落3个过程，其中生长过程长达三四个月。春天来临时，鹿的头顶长出凸起的骨质结构，交配期生长至最大，交配期结束后脱落。

蜩始鸣 蜩，即蝉、知了。夏至之后，蝉开始鸣叫。雄蝉腹部有一个发声器，能连续不断地发出响亮的声音，雌蝉腹部也有发声器，但不能发出声音。蝉的一生要经过卵、若虫、成虫3个阶段，雌蝉在树上产卵，隔年经过太阳照射，卵孵化出幼虫钻入地下生活，成虫则回到树上生活。

半夏生 半夏是多年生草本植物，生长在溪边阴湿的草丛中或树下，地下部分的白色小块茎可入药，有良好的止咳祛痰作用，生食有毒。

夏至是二十四节气中的第十个节气，在每年公历的6月21日或22日。《月令七十二候集解》："夏至，五月中。"《韵会》曰："夏，假也；至，极也；万物于此皆假大而至极也。""至"是"极"的意思，此时太阳直射地球位置到达一年最北端，几乎直射北回归线，所以此时北半球的白昼最长，夜晚最短。夏至之后，气温继续升高。这个时期，我国大部分地区气温较高，日照充足，降水对农业产量影响很大。古时候，民间有"夏至面"的说法。《帝京岁时纪胜》载"京师于是日家家俱食冷淘面，即俗说'过水面'是也。乃都门之美品"，说的即是清朝北京夏至吃面的习俗。这个时候吃些凉面，既不会损害健康，又可以降火开胃。

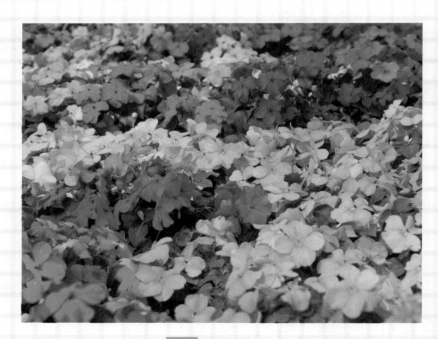

【节气养生】

夏至时节，为顺应自然界阳盛阴衰的变化，应早睡早起。合理安排午休时间，以避免炎热之势，恢复精力。因暑热伤气，若汗泄太

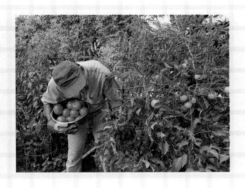

过，会导致头昏胸闷、心悸口渴，出现恶心症状，甚至昏迷，所以安排室外工作和体育锻炼时，应避开烈日炽热之时，加强防护。需要注意的是，夏日炎热，腠理开泄，易受风寒湿邪侵袭，故睡眠时不宜贪凉而长时间吹风扇和空调，尤其不要对着头、脚直吹；有空调的房间，室内外温差不宜过大；更不宜夜晚露宿。

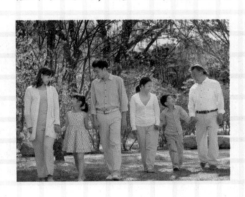

夏至时节，出汗量大大增多。中医有"血汗同源"之说，认为汗液为津液所化，血液、唾液同出一源，而血液为心所主，故又有"汗为心之液"的说法，夏季多汗则易使心气涣散。因此，为了更好地度夏，这个节气应注意饮食养生，把握时令与脏腑的关系，有目的地补充心脏所消耗的能量，以保护心气。心主血脉，脉络通畅，可预防高脂血症的发生。

【疾病认知】

糖尿病合并高脂血症的生活调理

糖尿病是困扰老年
人的最常见疾病之一，而
很大一部分患者又同时合
并有高脂血症，如血清甘
油三酯增高，血胆固醇增
高，或血清低密度脂蛋白

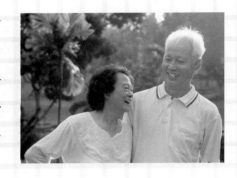

增高。两者相互影响，高脂血症可加重血管负担使糖尿病
患者血管病变加重，高血糖患者又存在脂代谢紊乱。因此
糖尿病合并高脂血症患者的护理就显得格外重要。

1.饮食护理。首先糖尿病饮食是必要的，其次是低脂
饮食。少食多餐，按50%~60%糖类，30%脂肪，10%~20%
蛋白质进行配比。适量进食淀粉含量高的食物，如粉、
面、饭、饼干、面包等。避免进食高糖分的食物，如很甜
的水果、糖水、含糖的饮料、茶及咖啡等。多吃蔬菜，如
大白菜、小白菜、黄瓜、西红柿、萝卜、菜心等含有较多
的纤维素、维生素、矿物质、抗氧化物，蔬菜中还含有丰
富的钾、钠、氯、钙等电解质，豆类也是可以进食的。如
果进食红薯等食物，则饭量应适当减少，不可喝酒。

2.定期监测血糖和血脂。

3.适当运动。每天晚饭慢走1小时，以达到降低血
糖、血脂，锻炼身体的目的，打太极拳或是有效的气功也
可以。

【中医视角】

冠心病合并高脂血症的中医认识

中医认为，冠心病病机为机体寒热失调、气血逆乱，导致气滞血瘀、心脉受阻而引起胸痹。高脂血症则为痰浊聚集，导致血瘀痹阻，加重胸痹。中医认为冠心病合并高脂血症属于"胸痹"范畴，主要为痰浊聚盛，心脉痹阻，痰、瘀与冠状粥样硬化、血脂升高密切相关。因此，临床应以祛痰化瘀、理气止痛为原则。

【中医调治】

中药茶饮治疗冠心病合并高脂血症

组成：决明子、桑寄生、荷叶、枸杞子、山楂、陈皮、丹参各3克。

制作：用沸水冲泡30分钟。

用法用量：每天1次，温饮，每次150～200毫升。

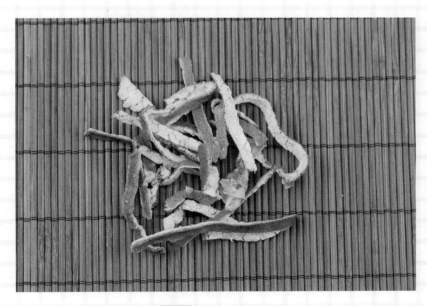

【应时而食】

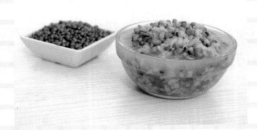

夏至宜多食酸味以固表，多食咸味以补心。从阴阳学角度看，夏月伏阴在内，饮食不可过寒。正如《颐身集》所说："夏季心旺肾衰，虽大热不宜吃冷淘冰雪、蜜水、凉粉、冷粥。饱腹受寒，必起霍乱。""心旺肾衰"，即外热内寒之意，故此时不宜多吃冰冷的食物，少则犹可，贪多定会寒伤脾胃，令人吐泻。西瓜、绿豆汤、乌梅小豆汤等虽是解渴消暑之佳品，但不宜冰镇食用。

【药膳厨房】

山楂计

原料：山楂30克。

做法：将山楂洗净、切片后放入锅中，加水适量，煮沸5分钟，取汁即成。用法是代茶频频饮用。

功效：消食化积、降脂减肥。适用于高脂血症、高血压、冠心病、单纯性肥胖症等病症。

血脂检查结果

项目	检查数值	正常值	临床意义
总胆固醇（TC）		2.84～5.18mmol/L	升高：见于糖尿病、肾病综合征、甲状腺功能低下、动脉硬化 降低：见于急性感染、恶性肿瘤、溶血性贫血
甘油三酯（TG）		<1.7mmol/L	升高：见于动脉粥样硬化、肾病综合征、糖尿病、甲状腺功能减退、心肌梗死、胰腺炎等 降低：见于营养不良、甲状腺功能亢进
高密度脂蛋白胆固醇（HDL-C）		1.04～1.55mmol/L	升高：见于慢性肝炎、原发性胆汁性肝硬化 降低：见于冠心病、急性感染、糖尿病、慢性肾功能衰竭及肾病综合征
低密度脂蛋白胆固醇（LDL-C）		1.56～3.38mmol/L	升高：动脉粥样硬化、甲状腺功能低下、肾病综合征、慢性肾功能衰竭 降低：急性病、无β脂蛋白血症、肝硬化、恶性肿瘤
极低密度脂蛋白胆固醇（VLD-C）		0.21～0.77mmol/L	升高：见于高脂血症、动脉粥样硬化、慢性肾衰竭、肝病、糖尿病 降低：见于营养不良、慢性贫血、多发性骨髓瘤
载脂蛋白A（ApoA）		1.20～1.50mmol/L	升高：见于冠心病、家族性α-脂蛋白缺乏症 降低：见于糖尿病、慢性肝病、肾病综合征
载脂蛋白B（ApoB）		0.80～1.10mmol/L	升高：见于冠心病、肾功能衰竭、糖尿病 降低：见于肝功能不全、恶性肿瘤、甲状腺功能亢进
磷脂（PL）		1.43～3.20mmol/L	升高：见于胆汁淤积、脂肪肝、肾病综合征、高脂血症 降低：见于低脂血症、溶血性贫血、恶性贫血

身体各项指标的测量结果

单位/指标	记录周期														
	1	2	3	4	5	6	7	8	9	10	11	12	13	14	15
请填写 **体重记录**															
千克															
请填写 **BMI计算结果**															
数值															
请勾选 **饮食记录**															
过饱															
正常															
不足															
请勾选 **运动记录**															
过量															
正常															
不足															
请勾选 **情绪记录**															
开心															
正常															
忧伤															

注：BMI是体重指数。BMI（kg/m^2）=体重（kg）/[身高（m）×身高（m）]，成年人BMI的正常值在18.5～23.9之间，BMI<18.5是偏瘦，24≤BMI<28是偏胖，28≤BMI≤32是肥胖，BMI>32是过度肥胖。

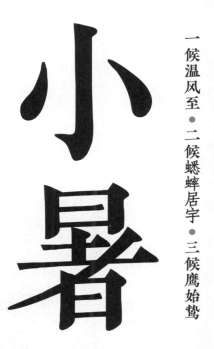

小暑

一候温风至 ● 二候蟋蟀居宇 ● 三候鹰始鸷

温风至　温风，即热风。小暑时节，几乎不再有凉风，所到之处都是热风，预示着最炎热的夏日即将来临。

蟋蟀居宇　"七月在野，八月在宇，九月在户，十月蟋蟀入我床下。"（出自《诗经·七月》）。其中，八月指农历六月，即小暑时节，宇有屋檐的意思。蟋蟀因受不了田野的热气，躲到屋檐或院子的角落避暑。

鹰始鸷　鸷，有凶猛、凶狠的意思。小暑时候，鹰受不了地面热气，飞到天空中避暑。另一种说法是，鹰从小暑开始教导小鹰捕食。

小暑是二十四节气中的第十一个节气，时间为每年公历的7月7日或8日。《月令七十二候集解》："暑，热也，就热之中，分为大小，月初为小，月中为大，今则热气犹小也。"暑，是热的意思；小暑，即为小热。也就是说，从小暑开始，炎炎夏日来了，但还不是最热的时候。小暑时节，天气炎热，体能消耗大，很多人会有"苦夏"的感觉。这个时候及时防暑解热、补充体力很重要。

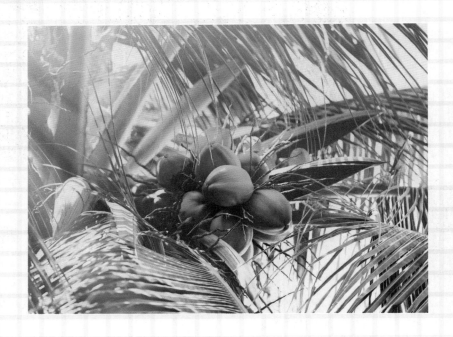

小暑节气是生命旺盛的时期，暑天易伤气，将导致体力、元气不足，机体功能下降。容易使得感冒、肠胃疾病乘虚而入。要保证足够的睡眠，早睡早起，这样才能维持身体各项机能正常运转。另外，从中医理论方面讲，小暑时人体阳气旺盛，阳气具有护卫体表、抵御外邪的功能。只有保护好自身的阳气，人体才得以健康无恙。小暑时气候炎热，人体能量消耗较大，此时宜遵循"少动多静"的养生原则，以免阳气外泄太过。每天作息应有规律，除了要保证充足的睡眠外，也要注意劳逸结合，运动时一定要掌握好强度，避免强度过大。

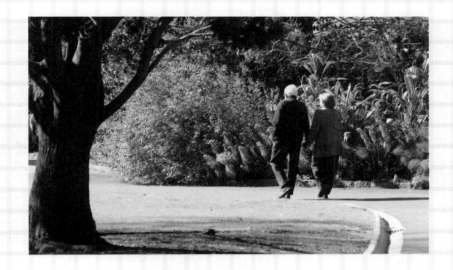

【疾病认知】

冠心病合并高脂血症的生活调理

高脂血症不仅是冠心病的主要危险因素之一，也是加速其进展的重要因素之一。因此，冠心病合并高脂血症患者作为心血管疾病高危人群，除了用药物治疗外，日常的生活调理也是非常重要的。

1.合理饮食。宜遵循低脂、低糖、低盐的基本饮食原则，多多食用富含矿物质、优质蛋白和纤维素的食物。对于新鲜的蔬菜、水果和粗粮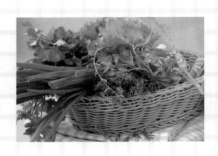
等，应多多摄入，这样可以
保证身体获取营养的平衡，
实现对便秘问题的有效预
防。需要注意的是，不能过
多摄入油腻、肥甘的食物，以避免血脂升高引起心绞痛的
问题。应采用少食多餐的进食方式，并进食一些易于消化
的食物，不能暴饮暴食，尽量避免夜间进食。对于生冷、
辛辣等具有一定刺激性的食物应尽量不予食用。与此同
时，需戒烟戒酒。

2.适当运动。选取适宜的锻炼方式，例如，打太极
拳、慢跑、快走、跳广场舞等都可以成为良好的选择。每
次运动的时间不可过长，运动量不能太大，同时有效规避
剧烈运动。

3.调畅心情。保持良好的情绪，保有积极健康的心态
对病情恢复能够起到重要的作用。

【中医视角】

围绝经期综合征合并高脂血症的中医认识

中医学认为，高脂血症的病机为气、血、痰、瘀，
而肝、脾、肾之脏腑功能失调为其根本，属中医学痰湿和
瘀血范畴。而妇女年衰，肾气渐虚，元气不足，五脏气化
乏源，而致五脏功能日趋紊乱，血的量、色、流动亦因此
而改变，血滞成瘀，瘀血更易生成。

【中医调治】

🌼 隔药饼灸治疗围绝经期综合征合并高脂血症

选用莪术、茵陈、山楂等中药，碾极细末，以黄酒调和成直径为20毫米、厚6毫米的中药饼。穴位选取神阙、大赫（双）、足三里（双）共3个穴位、5个穴点。操作：患者仰卧于治疗床上，将药饼置于穴位上，上置1.5厘米艾炷，从底部点燃。若患者感觉温度过高，不能承受，操作者可将药饼和艾炷上下轻移，保持药饼在穴位上或附近（不离该经，上下移动），燃尽后，按上法再行施治1次。每周治疗5次，20次为1个疗程。

【应时而食】

🌼 小暑节气恰在初伏前后，因此在饮食上应注意清热祛暑，宜多食用荷叶、土茯苓、白扁豆、薏苡仁、猪苓、泽泻等材料煲成的汤或粥，多食西瓜、黄瓜、丝瓜、冬瓜等蔬菜和水果。也有人将小暑节气的饮食概括为"三花三叶三豆三果"。"三花"指金银花、菊花和百合花，此三花在药店里有售，适合冲泡成茶，是消暑佳品；"三叶"是指荷叶、淡竹叶和薄荷叶，此三叶也可在药店里买到，也适合冲泡成茶；"三豆"是指绿豆、赤小豆和黑豆，中医称之为

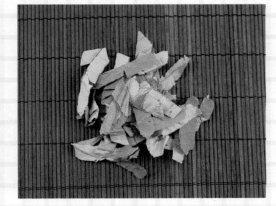

"夏季灭火器"，能清热降火；"三果"是指西瓜、苦瓜和冬瓜。我们重点来说说苦瓜，中医理论认为："苦能清热。"苦瓜味苦，性寒，归脾、胃、心、肝经，具有清热消暑、凉血解毒、滋肝明目的功效，对治疗痢疾、疮肿、中暑发热、痱子过多、结膜炎等病有一定的功效。此外，苦瓜的维生素C含量很高，具有预防维生素C缺乏病、保护细胞膜、防止动脉粥样硬化、提高机体应激能力、保护心脏等作用。

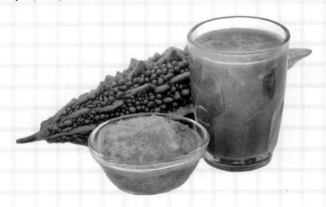

【药膳厨房】

绿豆汤

原料：绿豆50克。

做法：将其淘洗干净，加水煮熟烂，澄滤取汁，每日2次，或连豆服食。

功效：清热解毒，消暑利湿，且益气、厚肠胃、通经脉。炎热的夏季饮用，不仅暑热得解，还能保持身材健美，不妨经常饮用。脾胃虚寒者慎用。

血脂检查结果

项目	检查数值	正常值	临床意义
总胆固醇（TC）		2.84～5.18mmol/L	升高：见于糖尿病、肾病综合征、甲状腺功能低下、动脉硬化 降低：见于急性感染、恶性肿瘤、溶血性贫血
甘油三酯（TG）		<1.7mmol/L	升高：见于动脉粥样硬化、肾病综合征、糖尿病、甲状腺功能减退、心肌梗死、胰腺炎等 降低：见于营养不良、甲状腺功能亢进
高密度脂蛋白胆固醇（HDL-C）		1.04～1.55mmol/L	升高：见于慢性肝炎、原发性胆汁性肝硬化 降低：见于冠心病、急性感染、糖尿病、慢性肾功能衰竭及肾病综合征
低密度脂蛋白胆固醇（LDL-C）		1.56～3.38mmol/L	升高：动脉粥样硬化、甲状腺功能低下、肾病综合征、慢性肾功能衰竭 降低：急性病、无β脂蛋白血症、肝硬化、恶性肿瘤
极低密度脂蛋白胆固醇（VLD-C）		0.21～0.77mmol/L	升高：见于高脂血症、动脉粥样硬化、慢性肾衰竭、肝病、糖尿病 降低：见于营养不良、慢性贫血、多发性骨髓瘤
载脂蛋白A（ApoA）		1.20～1.50mmol/L	升高：见于冠心病、家族性α-脂蛋白缺乏症 降低：见于糖尿病、慢性肝病、肾病综合征
载脂蛋白B（ApoB）		0.80～1.10mmol/L	升高：见于冠心病、肾功能衰竭、糖尿病 降低：见于肝功能不全、恶性肿瘤、甲状腺功能亢进
磷脂（PL）		1.43～3.20mmol/L	升高：见于胆汁淤积、脂肪肝、肾病综合征、高脂血症 降低：见于低脂血症、溶血性贫血、恶性贫血

身体各项指标的测量结果

单位/指标	记录周期														
	1	2	3	4	5	6	7	8	9	10	11	12	13	14	15
请填写 **体 重 记 录**															
千克															
请填写 **BMI计算结果**															
数值															
请勾选 **饮 食 记 录**															
过饱															
正常															
不足															
请勾选 **运 动 记 录**															
过量															
正常															
不足															
请勾选 **情 绪 记 录**															
开心															
正常															
忧伤															

注：BMI是体重指数。BMI（kg/m^2）=体重（kg）/[身高（m）×身高（m）]，成年人BMI的正常值在18.5～23.9之间，BMI<18.5是偏瘦，24≤BMI<28是偏胖，28≤BMI≤32是肥胖，BMI>32是过度肥胖。

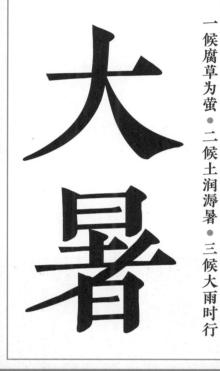

大暑

一候腐草为萤 • 二候土润溽暑 • 三候大雨时行

腐草为萤　"季夏三月，腐草为萤"，古人认为大暑之后，腐败的枯草会化为萤火虫。其实是萤火虫将卵产在了枯枝落叶中，大暑时节孵化后，就仿佛是枯草变成了萤火虫。

土润溽暑　溽暑，即潮湿而闷热。大暑时土壤湿润，空气闷热且湿度很高，人们常常感觉不适，是一年中最热、最难熬的时节。

大雨时行　大暑节气快要结束时，常有大的雷雨出现，雨势大但持续时间不长。大雨使暑湿减弱，天气渐渐向秋天过渡。

　　大暑是二十四节气中的第十二个节气，时间为每年公历的7月22日、23日或24日。"斗指丙为大暑，斯时天气甚烈于小暑，故名曰大暑。"《月令七十二候集解》："大暑，六月中……腐草为萤。"这时正值"中伏"前后，是一年中最热的时期，气温最高，农作物生长最快，在我国很多地区，经常会出现40℃的高温天气。大暑节气，气温高，湿度大，人们容易感觉心烦气躁、情绪波动、胸闷、精神困乏、头晕、食欲不振、失眠等。在这酷热难耐的季节，防暑降温为养生重点。

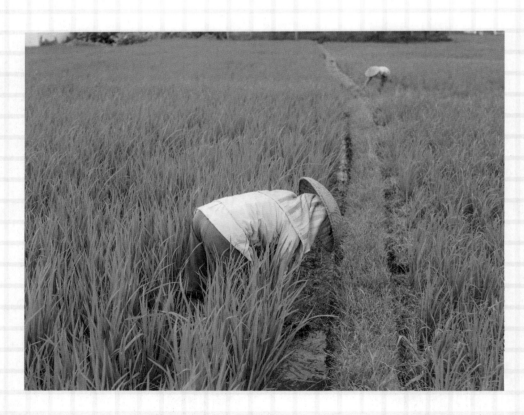

【节气养生】

　　大暑节气后，天气酷热，出汗较多，容易耗气伤阴，此时，人们常常是"无病三分虚"。因此，除了及时补水，还应常吃一些益气养阴、清淡的食物以增阴液，在这酷热难耐的季节，防暑降温为养生重点。大暑节气讲究"夜卧早起，午间小睡"。人们每天需保证至少7～8个小时的有效睡眠，晚间11点至次日凌晨1点是脏腑气血回流的时间，缺少睡眠易导致肝肾阴虚，阴阳失和，而午间适当小睡，有助于心经运行。在午后最热的时候，人们要尽量减少外出。

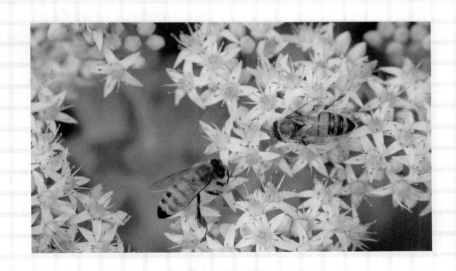

【疾病认知】

什么是围绝经期综合征合并高脂血症

　　围绝经期综合征是在女性从生育期到老年期的过渡阶段，由于卵巢功能衰退，下丘脑和垂体功能退化，雌激素分泌减少，促性腺激素分泌增多，引起的一系列的自主神经功能失调的症状。围绝经期妇女由于卵巢功能逐渐衰退，卵巢合成和分泌激素的量也逐渐减少，从而使体内性激素之间的平衡发生了很大变化，引起许多生理功能紊乱，心脑血管病变增多，绝经后妇女冠心病发病率明显上升。现代医学研究表明，绝经后妇女雌激素水平下降是血脂代谢紊乱及绝经后妇女冠心病发病率上升的主要原因。

五苓散加减治疗痰湿内阻型高脂血症

高脂血症属于"体胖多痰""痰湿"等范畴，该病多发于肥胖者，与患者劳作不足、静息少动有密切关系，其治疗重点应集中于

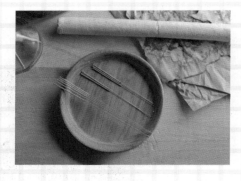

"化痰祛湿""平冲降气"，以缓解患者胸满、肢体困重及咳吐痰湿为原则。五苓散是我国中药古方，出自张仲景的《伤寒论》，最初被用于调节人体水液代谢异常，近年来，该方剂被广泛应用于皮肤病、泌尿系统疾病、消化系

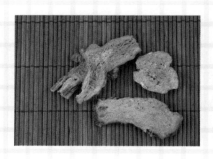

统疾病及肥胖的治疗中。桂枝可化气助阳、温经通脉、发表解肌、平冲降气；柴胡可退热疏散、解郁疏肝；半夏可止呕降逆、化痰燥湿、

消痞散结；陈皮可燥湿化痰、开胃理气；白术可益气健脾、利水燥湿；泽泻可清湿热；茯苓可渗湿利水，诸药配伍，共奏"化痰祛湿""平冲降气"之功，故可收效。并根据患者有无胸胁胀痛、胸胁刺痛等症加减，更利于快速缓解病情，改善临床症状，提高疗效。

【中医调治】

穴位按摩法治疗痰湿内阻型高脂血症

取穴：水分，丰隆。

操作：

1.用手掌的大鱼际根部，在水分穴施以顺时针揉法100次，令该部位有热感即可。还可以用灸法，艾炷灸5～7壮或艾条灸10～20分钟，以局部温热为度。

2.用指间关节点揉丰隆穴，令该部位有轻微胀痛或热感即可。还可以用灸法，艾炷灸5～7壮或艾条灸10～20分钟，以局部温热为度。

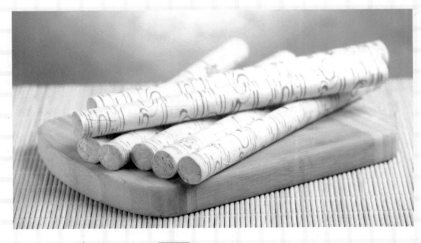

【应时而食】

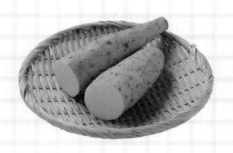

大暑饮食应多酸多甘、补气降火。此时暑深湿重，适宜清补。因为暑湿对脾非常不利，而味苦的食物具有泻燥的功能，不宜多食，因此日常饮食中以适当多食甘凉或甘寒食物为宜。大暑时节，人体的摄入量减少而消耗增多，故不少人夏季体重下降，即使如此。也不适宜大量进补，因为夏季多食稀食饮品，胃消化液稀释，消化功能减退，此时进补，难以消化，尤其是身体素虚的高脂血症患者，易引起消化不良、肠胃不畅。合理的饮食可以助人抵御暑湿的侵袭，可以多吃一些冬瓜、薏苡仁、茯苓、山药、莲叶等食物，最宜将这些食材熬粥或煮汤。

【药膳厨房】

莲叶黑米粥

原料：莲叶（鲜）150克，黑米100克，蜂蜜50克。

做法：将莲叶洗净，放入锅中水煎取汁；黑米洗净。将锅置旺火上，加入莲叶汁与适量水及黑米煮沸后，改用小火煮稠，再调入蜂蜜和匀即可。

功效：莲叶能降血脂、减肥；黑米能健脾胃、滋肾水、止肝火、乌须发，久服可强身。两物相合，适合高脂血症患者。

血脂检查结果

项目	检查数值	正常值	临床意义
总胆固醇（TC）		2.84～5.18mmol/L	升高：见于糖尿病、肾病综合征、甲状腺功能低下、动脉硬化 降低：见于急性感染、恶性肿瘤、溶血性贫血
甘油三酯（TG）		<1.7mmol/L	升高：见于动脉粥样硬化、肾病综合征、糖尿病、甲状腺功能减退、心肌梗死、胰腺炎等 降低：见于营养不良、甲状腺功能亢进
高密度脂蛋白胆固醇（HDL-C）		1.04～1.55mmol/L	升高：见于慢性肝炎、原发性胆汁性肝硬化 降低：见于冠心病、急性感染、糖尿病、慢性肾功能衰竭及肾病综合征
低密度脂蛋白胆固醇（LDL-C）		1.56～3.38mmol/L	升高：动脉粥样硬化、甲状腺功能低下、肾病综合征、慢性肾功能衰竭 降低：急性病、无 β 脂蛋白血症、肝硬化、恶性肿瘤
极低密度脂蛋白胆固醇（VLD-C）		0.21～0.77mmol/L	升高：见于高脂血症、动脉粥样硬化、慢性肾衰竭、肝病、糖尿病 降低：见于营养不良、慢性贫血、多发性骨髓瘤
载脂蛋白A（ApoA）		1.20～1.50mmol/L	升高：见于冠心病、家族性 α-脂蛋白缺乏症 降低：见于糖尿病、慢性肝病、肾病综合征
载脂蛋白B（ApoB）		0.80～1.10mmol/L	升高：见于冠心病、肾功能衰竭、糖尿病 降低：见于肝功能不全、恶性肿瘤、甲状腺功能亢进
磷脂（PL）		1.43～3.20mmol/L	升高：见于胆汁淤积、脂肪肝、肾病综合征、高脂血症 降低：见于低脂血症、溶血性贫血、恶性贫血

身体各项指标的测量结果

单位/指标	记录周期														
	1	2	3	4	5	6	7	8	9	10	11	12	13	14	15
请填写 体 重 记 录															
千克															
请填写 BMI 计 算 结 果															
数值															
请勾选 饮 食 记 录															
过饱															
正常															
不足															
请勾选 运 动 记 录															
过量															
正常															
不足															
请勾选 情 绪 记 录															
开心															
正常															
忧伤															

注：BMI是体重指数。BMI（kg/m^2）=体重（kg）/[身高（m）×身高（m）]，成年人BMI的正常值在18.5～23.9之间，BMI<18.5是偏瘦，24≤BMI<28是偏胖，28≤BMI≤32是肥胖，BMI>32是过度肥胖。

立秋

一候凉风至 · 二候白露降 · 三候寒蝉鸣

凉风至 立秋之后，我国大部分地区开始刮偏北风，偏南风逐渐减少，随着气温的降低，此时的风给人们带来丝丝凉意，已不是酷暑时的热风。

白露降 古人认为立秋后，湿气凝结为露，而秋属金，金在五行中对应白色，故称为"白露"。现代科学表明，立秋后天气逐渐转凉，昼夜温差较大，夜晚空气中的水汽遇冷凝结成水珠，密集地附着在花草树木上。

寒蝉鸣 寒蝉，即秋天的蝉。立秋后，蝉感知到气温凉爽、光照适宜，于是开始鸣叫求偶。雄蝉通过振动腹部的发声器来鸣叫，吸引雌蝉进行交配。

立秋是二十四节气中的第十三个节气，也是秋季的开始，在每年公历8月7日、8日或9日。此时，太阳到达黄经145°。《月令七十二候集解》："立秋，七月节。立，建始也。秋，揫也，物于此而揫敛也。"立秋是二十四节气中仅次于大暑、小暑的第三热节气。

立秋意味着降水、湿度等处于一年中的转折点，趋于下降或减少。从立秋开始，阳气渐收，万物内敛。立秋与立春、立夏、立冬并称"四立"，也是古时"四时八节"之一。秋天是禾谷成熟、收获的季节。立秋时，古时民间有祭祀土地神、庆祝丰收的习俗，还有"贴秋膘""咬秋"等习俗。

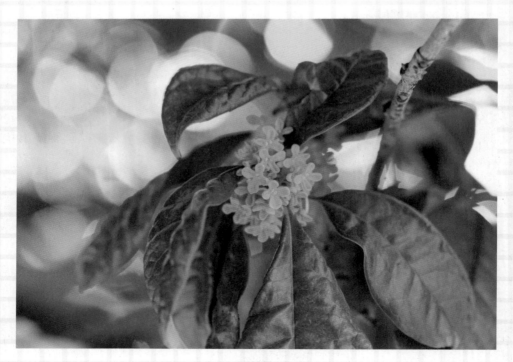

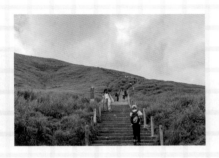

立 秋

LIQIU

【节气养生】

立秋节气后，自然界的阳气开始收敛、沉降，人们应开始做好保养阳气的准备。正所谓"秋冬养阴，以从其根，故与万物沉浮于生长之门，逆其根则伐其本，坏其真矣。"在起居上应做到"早卧早起，与鸡俱兴"。早睡可以顺应阳气的收敛，早起可使肺气得以舒展，且防收敛太过。秋季适当早起，还可减少血栓形成的机会，对于预防脑血栓等缺血性疾病有一定意义。一般来说，秋季以晚9～10点入睡、早晨5～6点起床为宜。

【疾病认知】

动脉粥样硬化与高脂血症的关系

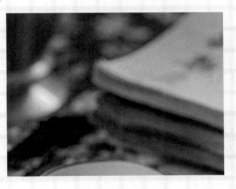

高脂血症对人体危害极大，是一个潜伏在人体的"定时炸弹"。最大的危害是造成"血稠"，渐渐形成瘀血，并分布在人体各个部位，长期血脂高会导致冠心病、脑梗死、糖尿病、脂肪肝等疾病。如血脂在血管壁上沉积，逐渐形成小斑块（就是我们常说的"动脉粥样硬化"）。这些"斑块"增多、增大，逐渐堵塞血管，使血流变慢，严重时血流被中断。这种情况如果发生在心脏，就引起冠心病；发生在脑部，就会出现脑卒中；油脂积于肝脏，则形成脂肪肝；如果堵塞眼底血管，将导致视力下降，甚至失明；如果发生在肾脏，就会引起肾动脉硬化、肾功能衰竭；发生在下肢，会出现肢体坏死、溃烂等。

高脂血症合并高体重指数的中医临床分型及用药

1.痰浊阻遏型：形体肥胖，倦怠乏力，头晕目眩，胸脘痞满，肢重或肿，食欲缺乏，或伴便溏。舌胖大，苔白厚，脉濡。治当益气健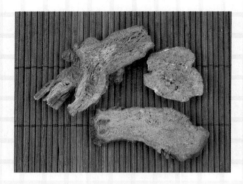脾，祛湿化痰。方选参苓白术散合二陈汤加减。

2.胃热腑实型：形体肥胖，纳亢，烦热，口渴便秘。舌苔黄腻或薄黄，脉滑或滑数。治当清胃泄热，通腑导滞。方选三黄泻心汤加味。

3.痰瘀留滞型：胸闷时痛，头晕头胀，肢麻或偏瘫。舌质紫黯或有瘀斑，苔白腻或浊，脉沉滑。治当活血祛瘀，化痰降脂。方选通瘀煎加减。

4.肝肾阴虚型：头晕眼花，腰酸膝软，或五心烦热，健忘，失眠。舌红，苔薄少，脉细或细数。治当滋补肝肾，养阴降脂。方选二至丸合六味地黄丸加减。

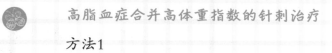

【中医调治】

高脂血症合并高体重指数的针刺治疗

方法1

取穴：针刺取穴以肺俞、天枢、脾俞、中脘、肾俞、中极等为主；温针取足三里、中极、脾俞、肾俞；耳针法取肺、脾、肾、三焦等。

施术：每日1次，每次取以上穴位3～5个，每穴各留针5分钟，隔日轮换穴位。

方法2

取穴：针刺主穴取中脘、下脘、气海、关元、上风湿点、下风湿点，配穴取大横、水分、水道。

施术：每日1次，每次取穴3～5个，每穴各留针5分钟，隔日轮换穴位。

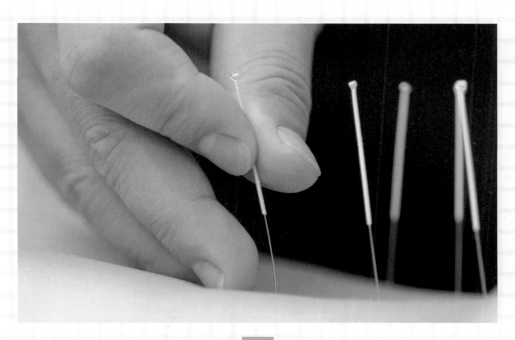

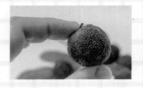

【应时而食】

秋天肺气宜收不宜散，因此要少吃葱、姜、蒜、韭菜、辣椒等辛辣食物，多吃橘子、柠檬、葡萄、苹果、石榴、杨梅、柚子等酸味食物。立秋后燥气当令，燥邪易伤肺，故饮食应以滋阴润肺为宜，可适当食用芝麻、百合、蜂蜜、菠萝、乳制品等以滋阴润肺。另外，因立秋时暑热之气还未尽消，天气依然闷热，故仍需适当食用防暑降温之品，如绿豆汤、莲子粥、百合粥、薄荷粥等，此类食物不仅能消暑敛汗，还能健脾开胃，促进食欲，对胃热腑实型高脂血症患者作用甚佳。

【药膳厨房】

枣泥桃酥

原料：枣泥250克，核桃、山药、芝麻各50克，面粉500克，猪油125克，植物油少许。

做法：将山药去皮、洗净，煮熟，捣成泥；将山药泥、枣泥、核桃、芝麻共拌匀制成馅心。将面粉200克与猪油100克拌匀，制成干油酥备用。剩余面粉与猪油加清水适量制成油面团。将干油酥包入油面团内，卷成筒状，用刀切成25克一只的面坯，并制成圆形皮子，然后包上枣泥馅心，制成有花纹的桃酥饼形状，锅中放植物油烧至六成热时，将桃酥生坯下锅炸至两面呈浅黄色即可。

功效：补益脾胃，降脂解腻。

血脂检查结果

项目	检查数值	正常值	临床意义
总胆固醇（TC）		2.84～5.18mmol/L	升高：见于糖尿病、肾病综合征、甲状腺功能低下、动脉硬化 降低：见于急性感染、恶性肿瘤、溶血性贫血
甘油三酯（TG）		<1.7mmol/L	升高：见于动脉粥样硬化、肾病综合征、糖尿病、甲状腺功能减退、心肌梗死、胰腺炎等 降低：见于营养不良、甲状腺功能亢进
高密度脂蛋白胆固醇（HDL-C）		1.04～1.55mmol/L	升高：见于慢性肝炎、原发性胆汁性肝硬化 降低：见于冠心病、急性感染、糖尿病、慢性肾功能衰竭及肾病综合征
低密度脂蛋白胆固醇（LDL-C）		1.56～3.38mmol/L	升高：动脉粥样硬化、甲状腺功能低下、肾病综合征、慢性肾功能衰竭 降低：急性病、无β脂蛋白血症、肝硬化、恶性肿瘤
极低密度脂蛋白胆固醇（VLD-C）		0.21～0.77mmol/L	升高：见于高脂血症、动脉粥样硬化、慢性肾衰竭、肝病、糖尿病 降低：见于营养不良、慢性贫血、多发性骨髓瘤
载脂蛋白A（ApoA）		1.20～1.50mmol/L	升高：见于冠心病、家族性α-脂蛋白缺乏症 降低：见于糖尿病、慢性肝病、肾病综合征
载脂蛋白B（ApoB）		0.80～1.10mmol/L	升高：见于冠心病、肾功能衰竭、糖尿病 降低：见于肝功能不全、恶性肿瘤、甲状腺功能亢进
磷脂（PL）		1.43～3.20mmol/L	升高：见于胆汁淤积、脂肪肝、肾病综合征、高脂血症 降低：见于低脂血症、溶血性贫血、恶性贫血

请记录

身体各项指标的测量结果

单位/指标	记录周期														
	1	2	3	4	5	6	7	8	9	10	11	12	13	14	15
请填写　**体 重 记 录**															
千克															
请填写　**BMI计算结果**															
数值															
请勾选　**饮 食 记 录**															
过饱															
正常															
不足															
请勾选　**运 动 记 录**															
过量															
正常															
不足															
请勾选　**情 绪 记 录**															
开心															
正常															
忧伤															

注：BMI是体重指数。BMI（kg/m^2）=体重（kg）/[身高（m）×身高（m）]，成年人BMI的正常值在18.5～23.9之间，BMI<18.5是偏瘦，24≤BMI<28是偏胖，28≤BMI≤32是肥胖，BMI>32是过度肥胖。

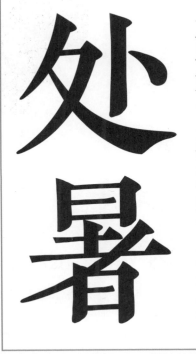

处暑

一候鹰乃祭鸟 · 二候天地始肃 · 三候禾乃登

鹰乃祭鸟 祭鸟，即将鸟像祭品一样摆放。处暑时节可供鹰捕食的鸟类数量很多，鹰捕捉到鸟类后并不立刻食用，而是将其摆放在地上，如同祭祀一般。

天地始肃 肃有萎缩、凋零的意思。处暑之后，天气逐渐变冷，万物开始凋零，天地间充满肃杀之气。古时有"秋决"的说法，即顺应天地肃杀之气而行刑。

禾乃登 禾是黍、稷、稻等农作物的总称，登是成熟的意思。处暑时节，水稻、小麦、高粱等农作物相继成熟，进入收获的季节，田间一片繁忙的景象，家家户户洋溢着丰收的喜悦。

【节气概述】

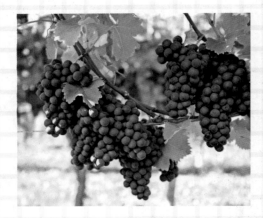

处暑是二十四节气中的第十四个节气，时间为每年公历的8月22日、23日或24日，此时太阳到达黄经150°。《月令七十二候集解》云："处暑，七月中。处，止也。暑气至此而止矣。"处暑是一个反映气温变化的节气。"处"的本义是"止息""停留"的意思。"处暑"表示酷热难熬的天气到了尾声，立秋之后才是处暑，酷暑时间比较长。暑热消退是一个缓慢的过程，并不是暑气下降马上就凉爽。处暑节气天气虽然还是热，但气温已经开始总体呈下降趋势了。

【节气养生】

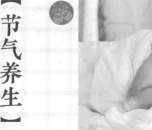 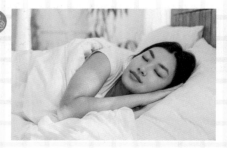

处暑时节正处在由热转凉的交替时期，自然界的阳气由疏泄趋向收敛，人体内阴阳之气的盛衰也随之转换。此时人们应早睡早起，保证睡眠充足，每天应比夏季多睡1个小时。早睡可避免秋天肃杀之气，早起则有助于肺气的舒畅。午睡也是处暑时的养生之道，通过午睡可弥补夜晚睡眠不足，有利于缓解秋乏。午睡对于老年人而言尤为重要，因为老年人气血阴阳俱亏，易出现昼不精、夜不寐的少寐现象。古代养生家说："少寐乃老年大患"，《古今嘉言》认为老年人宜"遇有睡意则就枕"，这是符合科学养生观点的。

【疾病认知】

什么是老年高脂血症

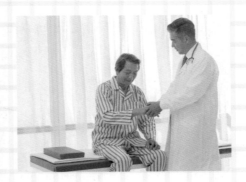

随着人群生活水平的提高及高脂、高蛋白饮食习惯的养成，高脂血症尤其是老年高脂血症的发病率呈现逐年上升的趋势。老年高脂血症是因机体脂类代谢平衡失调，导致血液内多种血脂含量过高所致。既往循证医学研究认为，高脂血症是代谢综合征的组成成分之一，是动脉粥样硬化和心脑血管疾病的重要高危因素之一，与动脉粥样硬化、冠心病、脑卒中、肥胖、脂肪肝尤其是冠心病的发生密切相关。因此，高脂血症在老年患者中的危害性更高。

【中医视角】

高脂血症的体质辨识与防治

1.气虚质：气虚质的饮食调养原则为益气健脾，培补元气。平时可多食用健脾益气之品，如糯米、香菇、牛肉、粳米、红薯、胡萝卜等。药物调理常用补气类的药

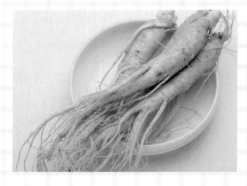

物，气虚不足、气短乏力者可用人参、党参、黄芪、白术等，或山药、莲子、大枣等养血、益胃、健脾之品。由于气虚者多伴有脾胃虚弱，因此，要注意调理兼顾护脾，平时不宜多食生冷苦寒、辛辣燥热、滋腻之品。

2.阴虚质：阴虚质的饮食调养原则为养阴降火，滋补肝肾。平时可多食用一些滋补肾阴的食物，如芝麻、糯米、乌贼、牡蛎、蛤蜊、绿豆、银耳、甘蔗、桃子等。阴虚火旺者，可服用一些药膳或中成药，忌食辛辣刺激、温热香燥的食物。药物调理则常用补阴的中药，如百合、沙参、麦冬、天冬、黄精、玉竹等。

3.阳虚质：阳虚质的饮食调养原则为温补脾肾，化湿通阳。平时适当多吃一些温性的食物，如羊肉、黄鳝、栗子、韭菜、洋葱、香菜、生姜、辣椒等，这些食物可以补五脏、添髓、强壮体质。平时应该少食生冷、苦寒之品，如螃蟹、西瓜、梨、柿子、芹菜、绿茶、冷冻饮料等。药物调理以补温阳、培本固元为首要原则，常用的补阳药物有鹿茸、紫河车、巴戟天、杜仲、续断、肉苁蓉、补骨脂等。

4.痰湿质：痰湿质的饮食调养原则为化痰除湿，平时多食海藻、海带、冬瓜、金橘、萝卜等食物，少食甜、黏、油腻的食物。药物调理常用白术、黄芪、党参、泽泻、荷叶、薏苡仁、扁豆、砂仁、莱菔子等。

【中医调治】

拔罐治疗老年高脂血症

取穴：足三里。

操作：足三里拔罐，隔日1次，10分钟/次。4周为1个疗程，共治疗3个疗程。

机理：中医拔罐疗法在我国已有两千余年的历史，并形成一种独特的治病方法，能够调动人体干细胞修复功能及坏死血细胞的吸收功能，能促进血液循环，激发精气，调理气血，达到提高和调节人体免疫力的作用。足三里为足阳明胃经的下合穴，因能治理腹部上、中、下三部诸证而得名，土经中之土穴，是强壮要穴且是辅助治疗腹部疾病的常用穴。

【应时而食】

处暑时要重视养肺，在饮食方面应适当多吃咸味、酸味的食物，少吃辛辣食物。比如，可以多吃些西红柿、山楂、乌梅等。如果早晨起来感觉口干咽干，可喝点淡盐水。中医有"朝朝盐水，晚晚蜜

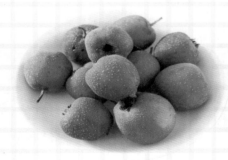

汤"的说法。早上喝淡盐水，洗肠又解毒，而且有少许消炎作用，可润肠胃，通大便；晚上喝蜂蜜水有助于美容养颜，还可补充各种微量元素。银耳亦是养阴润肺的佳品。中医认为，银耳味甘、淡，性平，归肺、胃经，具有润肺清热、养胃生津的功效，可防治干咳少痰或痰中带血丝、口燥咽干、失眠多梦等病症。除此之外，还可多食用梨、百合、芝麻、牛奶、鸭肉、莲藕、荸荠、甘蔗等滋阴润肺之物，肺气调节水液代谢，与体内痰的生成密切相关，重视养肺可在一定程度上预防高脂血症的发生。

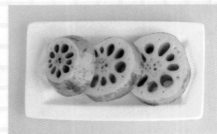

【药膳厨房】

菜包子

原料：面粉适量，马齿苋、韭菜各300克，鸡蛋5枚，盐、酱油、猪油、葱花、姜末各适量。

做法：将马齿苋、韭菜分开洗净，阴干2小时，切碎；鸡蛋炒熟、研碎，与马齿苋、韭菜及盐、酱油、猪油、葱花、姜末拌成馅。面粉揉成面团，做成面皮，包入馅料做成包子，蒸熟服食。

功效：活血散结，化瘀消脂。

血脂检查结果

项目	检查数值	正常值	临床意义
总胆固醇 （TC）		2.84～5.18mmol/L	升高：见于糖尿病、肾病综合征、甲状腺功能低下、动脉硬化 降低：见于急性感染、恶性肿瘤、溶血性贫血
甘油三酯 （TG）		<1.7mmol/L	升高：见于动脉粥样硬化、肾病综合征、糖尿病、甲状腺功能减退、心肌梗死、胰腺炎等 降低：见于营养不良、甲状腺功能亢进
高密度脂蛋白胆固醇 （HDL-C）		1.04～1.55mmol/L	升高：见于慢性肝炎、原发性胆汁性肝硬化 降低：见于冠心病、急性感染、糖尿病、慢性肾功能衰竭及肾病综合征
低密度脂蛋白胆固醇 （LDL-C）		1.56～3.38mmol/L	升高：动脉粥样硬化、甲状腺功能低下、肾病综合征、慢性肾功能衰竭 降低：急性病、无 β 脂蛋白血症、肝硬化、恶性肿瘤
极低密度脂蛋白胆固醇 （VLD-C）		0.21～0.77mmol/L	升高：见于高脂血症、动脉粥样硬化、慢性肾衰竭、肝病、糖尿病 降低：见于营养不良、慢性贫血、多发性骨髓瘤
载脂蛋白A （ApoA）		1.20～1.50mmol/L	升高：见于冠心病、家族性 α-脂蛋白缺乏症 降低：见于糖尿病、慢性肝病、肾病综合征
载脂蛋白B （ApoB）		0.80～1.10mmol/L	升高：见于冠心病、肾功能衰竭、糖尿病 降低：见于肝功能不全、恶性肿瘤、甲状腺功能亢进
磷脂 （PL）		1.43～3.20mmol/L	升高：见于胆汁淤积、脂肪肝、肾病综合征、高脂血症 降低：见于低脂血症、溶血性贫血、恶性贫血

请记录

身体各项指标的测量结果

单位/指标	记录周期														
	1	2	3	4	5	6	7	8	9	10	11	12	13	14	15
请填写 体 重 记 录															
千克															
请填写 BMI计算结果															
数值															
请勾选 饮 食 记 录															
过饱															
正常															
不足															
请勾选 运 动 记 录															
过量															
正常															
不足															
请勾选 情 绪 记 录															
开心															
正常															
忧伤															

注：BMI是体重指数。BMI（kg/m²）=体重（kg）/[身高（m）×身高（m）]，成年人BMI的正常值在18.5～23.9之间，BMI<18.5是偏瘦，24≤BMI<28是偏胖，28≤BMI≤32是肥胖，BMI>32是过度肥胖。

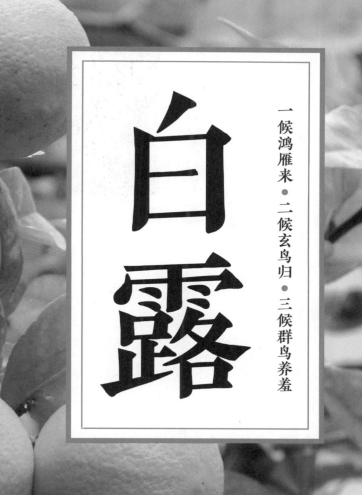

白露

一候鸿雁来 • 二候玄鸟归 • 三候群鸟养羞

鸿雁来	鸿雁即大雁，是一种季节性候鸟。白露时节，北方天气开始变冷，气温骤降，已不再适合大雁生存，大雁便飞往南方越冬。与雨水第二候"候雁北"对应，大雁在雨水时节飞来北方，白露时节飞回南方。
玄鸟归	玄鸟即燕子，是一种与人亲近的益鸟。白露时节，气温降低，庄稼收割结束，燕子的食物减少，它们便启程飞回南方度过冬天。与春分第一候"元鸟至"对应，燕子在春分时节飞来北方，白露时节飞回南方。
群鸟养羞	羞即馐，美食的意思。养羞即储藏食物。秋天是收获的季节，各种植物的种子都可供鸟类食用，鸟类会将种子作为食物带回自己的巢中以备冬季食用。

白露是二十四节气中的第十五个节气，时间为公历每年9月7日、8日或9日，太阳到达黄经165°时。《月令七十二候集解》：

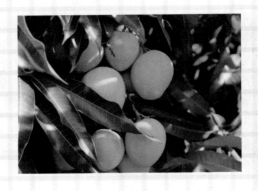

"白露，八月节。秋属金，金色白，阴气渐重，露凝而白也。"时至白露，夏季风逐渐为冬季风所代替，冷空气转守为攻，加上太阳直射点南移，北半球日照时间变短，光照强度减弱，地面辐射散热快，所以温度下降速度也逐渐加快。白露节气时暑天的闷热基本结束了，天气渐渐转凉，寒生露凝。古人以四时配五行，秋属金，金色白，以白形容秋露，故名"白露"。白露是热与凉的分水岭，"白露"代表暑热的结束。进入白露节气后，温度下降速度也逐渐加快，有"白露秋分夜，一夜冷一夜"一说。

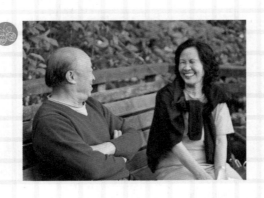

白露时节后，天气已转凉，在着衣方面应注意避免受凉，宜换上长衣长袖类服装。尤其是腹部，更要注意保暖，否则脾胃易受寒而引起腹泻。白露时昼夜温差较大，早晚应添加衣服，尤其是年老体弱之人，更应注意适时加衣。但添衣不能太多太快，应遵循"春捂秋冻"的原则，适当接受耐寒训练，可提高机体抵抗力。夜间睡觉时尽量不要开窗，并注意盖好被子。在作息方面，应谨遵"秋三月……早卧早起，与鸡俱兴"的养生原则。白露时自然界已现"花木凋零"的景象，所谓"秋风秋雨愁煞人"，这一时节人很容易出现消沉的情绪。为了避免不良情绪使高脂血症患者血压升高，我们应收敛神气，保持心境平和。

【疾病认知】

为什么高脂血症、高血压常同时出现

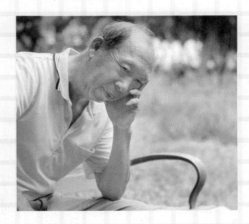

高血压和高脂血症是两种独立的疾病，在临床上常常独立存在，两个疾病之间没有直接关系，但二者是相互影响的。血脂高容易引起血压升高，血脂高主要是血液里面的胆固醇在动脉内壁的沉积，逐渐形成脂质条纹、脂质斑块，最后导致动脉粥样硬化的进展。动脉粥样硬化进展之后动脉硬化加重、血管狭窄患者的血压容易升高，因此高脂血症本身也是高血压的危险因素。血压长期升高，内皮功能紊乱、动脉硬化，还有一些氧化应激反应等一系列的机体神经内分泌调节紊乱，容易引

起血脂代谢、血脂合成的异常。长期服用降压药其不良反应也会导致血脂代谢紊乱。所以两者相互影响，而且形成恶性循环。

常用降血脂的中药方剂

1.茵陈降脂汤。茵陈30克，生山楂15克，生麦芽15克。加工成口服糖浆，每瓶500毫升，口服，每日3次，每次30毫升，连服2000毫升。适用于高脂血症早期患者。服药1周少数患者出现不同程度胃部不适，胃纳减少，甚则轻度腹胀、泛恶感，至第2周逐渐适应。

2.消脂方。黄芪15克，党参15克，防己15克，白术15克，何首乌30克，泽泻60克，山楂30克，茵陈30克，水牛角30克，淫羊藿30克，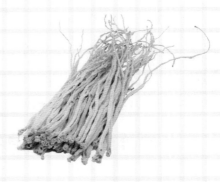大黄10克。每日1剂，水煎分2次服。适用于高脂血症及单纯性肥胖症。

3.加味防己黄芪汤。黄芪30克，防己12克，白术10克，甘草4克，生姜10克，大枣3枚，决明子20克，黄芩10克。每日1剂，水煎分2次服。适用于高脂血症，证属脾虚、湿热并重者。

【中医调治】

"三一二"经络锻炼法治疗高血压合并高脂血症

"三一二"经络锻炼法是由三个穴位按摩、一个腹式呼吸和两条腿为主的体育运动三种方式组成，对高血压和高脂血症同时具有康复作用。

1.取穴按摩：合谷、内关、足三里。按摩时，两手可以交替按摩，用拇指屈曲垂直按在穴位上，做一紧一松的按压，频率为每2秒钟1次，即每分钟30次左右；重要的是按压的力量要有一定的强度，穴位下面要出现酸、麻、胀的感觉，有一种即可，即出现"得气"现象。在安静状态下，每天3次，每次15分钟，每个穴位5分钟（两侧各2～5分钟）。

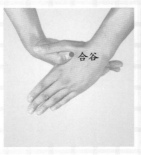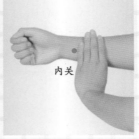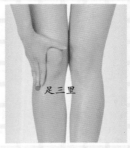

2.腹式呼吸：患者学会后进行自我锻炼，每天3次，每次20分钟，呼吸频率为10次／分钟。

3.下蹲运动：患者学会后进行自我锻炼，每天3次，每次30个蹲起，心率控制在120次／分钟以下。

【应时而食】

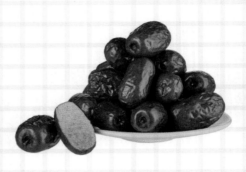

白露时气候干燥，而燥邪易灼伤津液，使人出现口干、唇干、鼻干、咽干、大便干结、皮肤干裂等症状。预防燥邪伤人除了要多喝水、多吃新鲜蔬菜和水果外，还宜多吃百合、芝麻、蜂蜜、莲藕、杏仁、大枣等滋阴益气、生津润燥之物。孙思邈曰："八月心脏气微，肺金用事。宜减苦增辛，助筋补血，以养心肝。"因此，白露时应适当吃些辛味食物，如韭菜、香菜、米酒等；少吃苦味食物，如苦瓜、莴笋等。适当增加辛味食物可以助肝气，使肝木免受肺金克制。

【药膳厨房】

薏苡仁百合汤

原料：薏苡仁200克，百合30克。

做法：将薏苡仁、百合择洗干净，然后放入锅中。加水5碗，煎至3碗即成，分3次服，每日1剂，并嚼食薏苡仁、百合。

功效：清热化痰，降脂降压。

血脂检查结果

项目	检查数值	正常值	临床意义
总胆固醇 （TC）		2.84～5.18mmol/L	升高：见于糖尿病、肾病综合征、甲状腺功能低下、动脉硬化 降低：见于急性感染、恶性肿瘤、溶血性贫血
甘油三酯 （TG）		<1.7mmol/L	升高：见于动脉粥样硬化、肾病综合征、糖尿病、甲状腺功能减退、心肌梗死、胰腺炎等 降低：见于营养不良、甲状腺功能亢进
高密度脂蛋白胆固醇 （HDL-C）		1.04～1.55mmol/L	升高：见于慢性肝炎、原发性胆汁性肝硬化 降低：见于冠心病、急性感染、糖尿病、慢性肾功能衰竭及肾病综合征
低密度脂蛋白胆固醇 （LDL-C）		1.56～3.38mmol/L	升高：动脉粥样硬化、甲状腺功能低下、肾病综合征、慢性肾功能衰竭 降低：急性病、无 β 脂蛋白血症、肝硬化、恶性肿瘤
极低密度脂蛋白胆固醇 （VLD-C）		0.21～0.77mmol/L	升高：见于高脂血症、动脉粥样硬化、慢性肾衰竭、肝病、糖尿病 降低：见于营养不良、慢性贫血、多发性骨髓瘤
载脂蛋白A （ApoA）		1.20～1.50mmol/L	升高：见于冠心病、家族性 α-脂蛋白缺乏症 降低：见于糖尿病、慢性肝病、肾病综合征
载脂蛋白B （ApoB）		0.80～1.10mmol/L	升高：见于冠心病、肾功能衰竭、糖尿病 降低：见于肝功能不全、恶性肿瘤、甲状腺功能亢进
磷脂 （PL）		1.43～3.20mmol/L	升高：见于胆汁淤积、脂肪肝、肾病综合征、高脂血症 降低：见于低脂血症、溶血性贫血、恶性贫血

身体各项指标的测量结果

单位/指标	记录周期														
	1	2	3	4	5	6	7	8	9	10	11	12	13	14	15
请填写 **体 重 记 录**															
千克															
请填写 **BMI 计 算 结 果**															
数值															
请勾选 **饮 食 记 录**															
过饱															
正常															
不足															
请勾选 **运 动 记 录**															
过量															
正常															
不足															
请勾选 **情 绪 记 录**															
开心															
正常															
忧伤															

注：BMI是体重指数。BMI（kg/m^2）=体重（kg）/[身高（m）×身高（m）]，成年人BMI的正常值在18.5～23.9之间，BMI<18.5是偏瘦，24≤BMI<28是偏胖，28≤BMI≤32是肥胖，BMI>32是过度肥胖。

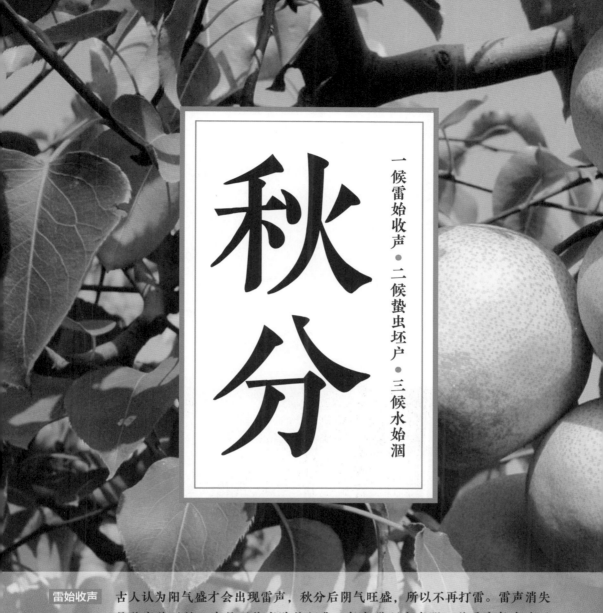

秋分

一候雷始收声 • 二候蛰虫坏户 • 三候水始涸

雷始收声 古人认为阳气盛才会出现雷声，秋分后阴气旺盛，所以不再打雷。雷声消失是秋寒的开始，也是万物衰败的征兆。气象学研究表明，秋季空气寒冷干燥，太阳辐射较弱，空气不易形成剧烈对流，因而很少发生雷阵雨。

蛰虫坏户 坏，也写作培，用土建造的意思；坏户，即用土将洞穴封住。秋分后，天气变冷，蛰居的昆虫开始藏入洞穴中，并用土将洞口封住，防止寒气侵入。

水始涸 秋分后降水量开始减少，同时由于天气干燥，水汽蒸发较快，因此湖泊河流水量变少，沼泽和水洼处于干涸状态。

秋分是二十四节气中的第十五个节气，在每年公历的9月22日、23日或24日，此时太阳到达黄经180°。秋分这天太阳几乎直射地球赤道，全球各地昼夜等长。《月令七十二候集解》云："秋分，八月中……雷始收声。"秋分，"分"即为"平分""半"的意思，除了指昼夜平分外，还有一层意思是平分了秋季。秋分后，太阳光直射位置南移，北半球昼短夜长，昼夜温差加大，气温逐日下降。秋分曾是传统的"祭月节"，中秋节是由"秋夕祭月"演变而来。

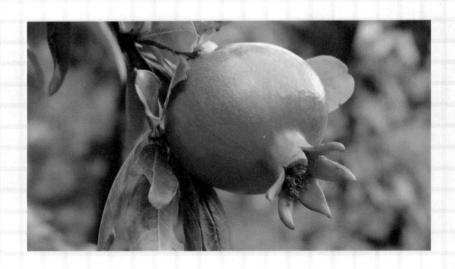

秋分节气后，应遵守"早卧早起，与鸡俱兴"的养生原则。秋冬属阴，卧时宜头朝西，以合"春夏养阳，秋冬养阴"的养生原则。睡觉时宜侧身屈膝而卧，可使精气不散。正符合古人所言的"卧如弓"。秋分时自然界一派萧条景象，人易触景生情而出现悲忧的情绪，应力争使自己达到"不以物喜，不以己悲"的境界，保持乐观情绪，收神敛气，使内心安宁，可减少秋季肃杀之气对身心的影响。

【疾病认知】

儿童高脂血症的预防

大多数人会认为高脂血症只是中老年人的常见病，但是近些年来的研究表明，高脂血症的发病年龄逐渐提前，甚至在幼儿和学龄儿童中也屡见不鲜。儿童患高脂血症可以没有任何症状出现，容易为人们所忽视，往往是在体检测定血脂时才被发现。

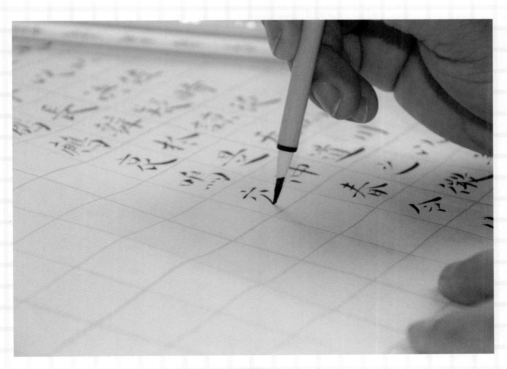

预防儿童高脂血症，必须制订合理的饮食策略。

1～2岁婴幼儿因生长发育迅速，需要摄入较高的热量，可以不去限制含胆固醇食物的摄入量。

3～5岁儿童应注意适当控制饮食，饮食中脂肪供应的热量宜小于或等于总热量的20%。同时注意食物的多样性，除主食外，增加水果、蔬菜的摄入量，以提供全面的营养素，保证儿童正常生长发育，维持其体重符合标准。

6～9岁儿童着重培育良好的饮食习惯，一日三餐定时定量，做到平衡膳食，不偏食，少吃零食，餐间吃些水果为佳。

10～15岁青少年处于身体快速发育期，营养应丰富和全面，但要注意限制饱和脂肪酸（动物油脂中含量高）和胆固醇的摄入，要限制进食量，特别要限制甜食摄入量，防止体重增长过快。适当增加蛋白质，尤其是大豆蛋白的摄入。

常用降血脂的中药有哪些

灵芝：具有益精气、强筋骨之功效，主治精神疲乏、心悸失眠等症，用于高脂血症、高胆固醇血症、脑血管硬化等。

人参：具有大补元气、止渴生津之功效，其含有的人参皂苷在高胆固醇血症发生时，能使胆固醇水平降低。

柴胡：具有理气、解郁、散火的功效，其含有的柴胡皂苷具有降血脂的作用。

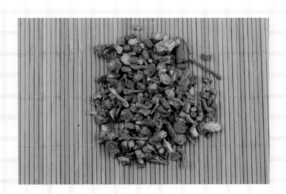

决明子：具有清热、明目、润肠的功效，含有的蒽醌类物质，使其具有降血压、降血脂、抗菌等作用，对高脂血症有一定疗效。

【中医调治】

按摩疗法治疗高脂血症

1.按揉膻中：将食指、中指、无名指并拢，三指指腹放于膻中穴上，按揉1～2分钟。

2.推揉上脘：将食指、中指、无名指并拢，用三指指腹由上至下，推揉上脘穴2～3分钟。

3.推揉建里：将食指、中指并拢，用两指指腹由上至下，推揉建里穴2～3分钟。

4.轻揉关元：将食指、中指并拢，两指指腹放于关元穴上，轻揉3分钟。

【应时而食】

秋分节气，阴阳、昼夜等长，又平分秋季。随着气温逐渐下降，天气转凉，秋燥将越来越明显。秋分养生可适当多食辛味、酸味、甘润或具有降肺气功效的果蔬，特别是白萝卜、胡萝卜。秋天上市的果蔬品种多样，其中莲藕、荸荠、甘蔗、秋梨、柑橘、山楂、苹果、葡萄、淮山药、柿子等是此时调养的佳品，儿童不可吃得太饱太撑，以免造成肠胃积滞。秋分药膳则要善用百合，如百合莲子羹、百合莲子瘦肉汤、银耳百合羹等。

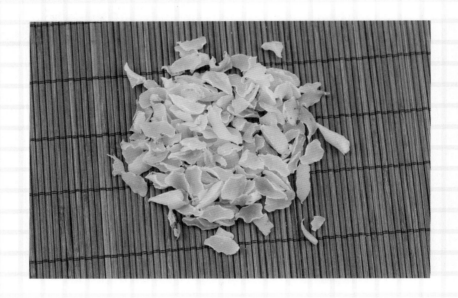

【药膳厨房】

黄精决明子粥

原料：黄精30克，决明子10克，大米50克。

做法：将决明子炒香，黄精切碎。将黄精、决明子水煎取汁，去渣，加大米煮为稀粥，服食，每日2次。

功效：清热养阴，降脂护肝。

血脂检查结果

项目	检查数值	正常值	临床意义
总胆固醇（TC）		2.84～5.18mmol/L	升高：见于糖尿病、肾病综合征、甲状腺功能低下、动脉硬化 降低：见于急性感染、恶性肿瘤、溶血性贫血
甘油三酯（TG）		<1.7mmol/L	升高：见于动脉粥样硬化、肾病综合征、糖尿病、甲状腺功能减退、心肌梗死、胰腺炎等 降低：见于营养不良、甲状腺功能亢进
高密度脂蛋白胆固醇（HDL-C）		1.04～1.55mmol/L	升高：见于慢性肝炎、原发性胆汁性肝硬化 降低：见于冠心病、急性感染、糖尿病、慢性肾功能衰竭及肾病综合征
低密度脂蛋白胆固醇（LDL-C）		1.56～3.38mmol/L	升高：动脉粥样硬化、甲状腺功能低下、肾病综合征、慢性肾功能衰竭 降低：急性病、无β脂蛋白血症、肝硬化、恶性肿瘤
极低密度脂蛋白胆固醇（VLD-C）		0.21～0.77mmol/L	升高：见于高脂血症、动脉粥样硬化、慢性肾衰竭、肝病、糖尿病 降低：见于营养不良、慢性贫血、多发性骨髓瘤
载脂蛋白A（ApoA）		1.20～1.50mmol/L	升高：见于冠心病、家族性α-脂蛋白缺乏症 降低：见于糖尿病、慢性肝病、肾病综合征
载脂蛋白B（ApoB）		0.80～1.10mmol/L	升高：见于冠心病、肾功能衰竭、糖尿病 降低：见于肝功能不全、恶性肿瘤、甲状腺功能亢进
磷脂（PL）		1.43～3.20mmol/L	升高：见于胆汁淤积、脂肪肝、肾病综合征、高脂血症 降低：见于低脂血症、溶血性贫血、恶性贫血

請記录
身体各项指标的测量结果

单位/指标	记录周期														
	1	**2**	**3**	**4**	**5**	**6**	**7**	**8**	**9**	**10**	**11**	**12**	**13**	**14**	**15**
请填写 体 重 记 录															
千克															
请填写 BMI 计 算 结 果															
数值															
请勾选 饮 食 记 录															
过饱															
正常															
不足															
请勾选 运 动 记 录															
过量															
正常															
不足															
请勾选 情 绪 记 录															
开心															
正常															
忧伤															

注：BMI是体重指数。BMI（kg/m²）=体重（kg）/[身高（m）×身高（m）]，成年人BMI的正常值在18.5～23.9之间，BMI<18.5是偏瘦，24≤BMI<28是偏胖，28≤BMI≤32是肥胖，BMI>32是过度肥胖。

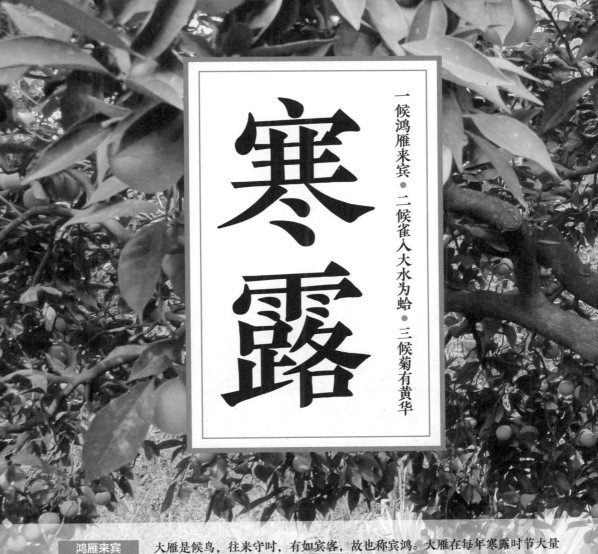

寒露

一候鸿雁来宾 • 二候雀入大水为蛤 • 三候菊有黄华

鸿雁来宾　大雁是候鸟，往来守时，有如宾客，故也称宾鸿。大雁在每年寒露时节大量从繁殖地迁往越冬地，常常排成"一"字形或"人"字形的队列大举南迁。

雀入大水为蛤　雀指麻雀类的小鸟，蛤是可食用的双壳贝类的统称。寒露之后，雀鸟都不见了，海边出现很多蛤蜊，贝壳的条纹和颜色与雀鸟很像，古人便以为蛤蜊是雀鸟变成的。事实并非如此，只是那时候气温降低，雀鸟隐藏了起来。

菊有黄华　华即花，菊花是经长期人工选择培育出的名贵观赏花卉，是中国十大名花之一。寒露时节，菊花大多都已开放，因此民间有赏菊和饮菊花酒的习俗。在古代菊花还被赋予了吉祥、长寿的含义。

寒露是二十四节气中的第十七个节气，时间是每年公历的10月7日、8日或9日，从太阳到达黄经195°时开始。《月令七十二候集解》："寒露，九月节。露气寒冷，将凝结也。"寒露的意思是气温比白露时更低，地面的露水更冷，快要凝结成霜了。寒露以后，北方冷空气已有一定"势力"，我国大部分地区在冷高压控制之下，雨季结束。在此期间，古人有许多习俗，比如赏枫叶、饮秋茶。

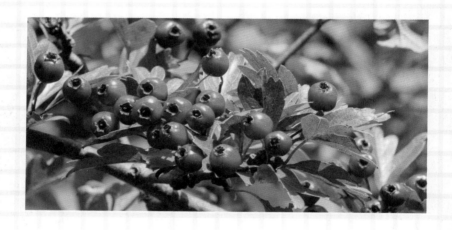

寒露时节，露结为霜，雨水减少，昼夜温差大，燥邪当令。一方面冷热失常，使人措手不及，寒邪往往会乘虚而入，使人生病，感染寒邪后人往往会全身酸痛、疲乏无力，甚至患感冒、肺部疾病等，因此要注意穿衣、盖被，不要随意减衣，也不要过早地穿上棉衣，秋要冻，才会对贼风有抵抗力；另一方面燥邪伤人体津液，津液既

耗，人就常出现皮肤干燥、皱纹增多、口干咽燥、干咳少痰等症状，所以养生的重点是养阴防燥、润肺益胃、调和阴阳，以适应秋季"阳消阴长"的状态。

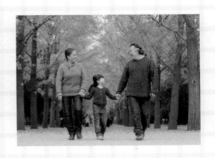

日常生活中可以多参加一些户外锻炼，适当增加运动量，以提高身体的抗寒能力。秋季肃杀，风起叶落，难免引起悲秋之情，导致肝郁气滞，高脂血症患者需保持乐观情绪，培养乐观豁达之心。

【疾病认知】

高脂血症的常见误区

在大家的观念里，高脂血症往往与肥胖人群息息相关，觉得肥胖人群是高脂血症的专属患者，所以身材苗条、纤瘦的人容易忽视对血脂的定期检查，而事实上很多偏瘦的人也会得高脂血症，只是相较而言，长得胖的人得高脂血症的概率会更高一些。高脂血症与不良的饮食习惯密切相关，长得瘦的人如果平时有吃高油、高脂肪食物的饮食习惯，仍然可能会患高脂血症。

很多高脂血症患者并不会出现明显的症状，还有很多血脂偏高的患者认为只是血脂高了一点点，对身体的影响不大，所以忽视了对血脂异常的管理。殊不知，高脂血症如果长期得不到控制，则容易引发冠心病、心脏动脉硬化、脑血栓、脑出血、肾动脉硬化等疾病。

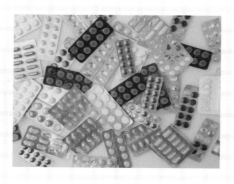

很多人认为"是药三分毒"，自己的高血脂没有必要服用他汀类降脂药物，这种想法是错误的。如果仅仅是血脂稍高，没有动脉硬化的相关疾病，轻度的血脂升高可以通过调整饮食和适量运动来恢复正常。但是，如果血脂升高的程度非常严重，或者血脂升高的同时合并心脑血管动脉硬化，就需要长期服用他汀类降脂药物，抑制动脉粥样硬化的进程，降低冠心病、脑血管病的发病率。

【中医视角】

柴胡疏肝散加味治疗肝郁气滞血瘀型高脂血症

组成：丹参20克，红花10克，柴胡10克，枳壳10克，香附10克，陈皮10克，川芎10克，白芍10克，山楂15克，决明子15克，炙甘草10克。

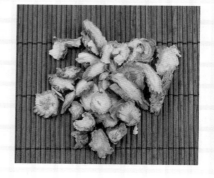

随证加减：血压高者加钩藤20克；痰浊者加半夏15克；便秘者加大黄5克。

服用方法：每日1剂，水煎，分3次口服。

功效：疏肝活血。

因肝属木，主疏泄，喜条达而恶抑郁，肝气郁滞，木不疏土，亦可影响脾的运化，以致脂膏沉积，痰浊内聚，壅塞经脉而成此病。因此，疏肝活血，气畅血流，木疏脾健，脂膏无以沉积，痰浊无以内聚，血脂自然下降，因而疏肝活血法是治疗肝郁气滞血瘀型高脂血症的重要方法。

【中医调治】

艾灸治疗高脂血症

隔药饼灸，药饼采用丹参、郁金、山楂、大黄、泽泻各等分磨成粉制成薄饼。

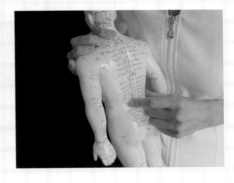

选穴：神阙、天枢（双）、丰隆（双）、心俞（双）、肝俞（双）、脾俞（双），每穴艾炷3壮。每周3次，每次30分钟，隔天1次，4周为1个疗程。

功效：温经散寒，行气通络。

【应时而食】

寒露时节，天气干燥，易出现口干咽燥、皮肤干涩、大便干结等不适，根据中医"燥则润之""寒则热之"的原则，饮食上主张以温润的食物为主。可选择有滋补脾胃、润肺养阴功效的新鲜蔬菜和应季水果，如梨、葡萄、香蕉等水果，胡萝卜、山药、冬瓜、莲藕等蔬菜，以及豆类、菌类、海带、紫菜等。脾胃虚弱的人，如果大量进食生冷蔬果，有可能损伤脾胃，引发腹泻、痢疾等急慢性胃肠道疾病，建议喝一些养胃健脾的食疗粥，如甘蔗粥、玉竹粥、沙参粥、生地粥等。

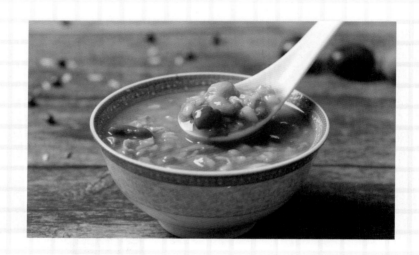

【药膳厨房】

木耳炒山药

原料：山药300克，木耳10克，彩椒、蒜片、植物油各少许，盐适量。

做法：木耳泡发，撕成小朵，山药削去外皮，冲洗干净后切成片；彩椒洗净切片。锅烧热倒入植物油，加入蒜片爆香后，加入山药片翻炒，炒时可加少量清水，2分钟后加入木耳，继续翻炒，倒入彩椒片，调入盐，继续翻炒几下即可。

功效：补中益气、健脾稳压。

血脂检查结果

项目	检查数值	正常值	临床意义
总胆固醇 （TC）		2.84~5.18mmol/L	升高：见于糖尿病、肾病综合征、甲状腺功能低下、动脉硬化 降低：见于急性感染、恶性肿瘤、溶血性贫血
甘油三酯 （TG）		<1.7mmol/L	升高：见于动脉粥样硬化、肾病综合征、糖尿病、甲状腺功能减退、心肌梗死、胰腺炎等 降低：见于营养不良、甲状腺功能亢进
高密度脂蛋白胆固醇 （HDL-C）		1.04~1.55mmol/L	升高：见于慢性肝炎、原发性胆汁性肝硬化 降低：见于冠心病、急性感染、糖尿病、慢性肾功能衰竭及肾病综合征
低密度脂蛋白胆固醇 （LDL-C）		1.56~3.38mmol/L	升高：动脉粥样硬化、甲状腺功能低下、肾病综合征、慢性肾功能衰竭 降低：急性病、无β脂蛋白血症、肝硬化、恶性肿瘤
极低密度脂蛋白胆固醇 （VLD-C）		0.21~0.77mmol/L	升高：见于高脂血症、动脉粥样硬化、慢性肾衰竭、肝病、糖尿病 降低：见于营养不良、慢性贫血、多发性骨髓瘤
载脂蛋白A （ApoA）		1.20~1.50mmol/L	升高：见于冠心病、家族性α-脂蛋白缺乏症 降低：见于糖尿病、慢性肝病、肾病综合征
载脂蛋白B （ApoB）		0.80~1.10mmol/L	升高：见于冠心病、肾功能衰竭、糖尿病 降低：见于肝功能不全、恶性肿瘤、甲状腺功能亢进
磷脂 （PL）		1.43~3.20mmol/L	升高：见于胆汁淤积、脂肪肝、肾病综合征、高脂血症 降低：见于低脂血症、溶血性贫血、恶性贫血

身体各项指标的测量结果

单位/指标	记录周期														
	1	2	3	4	5	6	7	8	9	10	11	12	13	14	15
请填写 **体 重 记 录**															
千克															
请填写 **BMI计算结果**															
数值															
请勾选 **饮 食 记 录**															
过饱															
正常															
不足															
请勾选 **运 动 记 录**															
过量															
正常															
不足															
请勾选 **情 绪 记 录**															
开心															
正常															
忧伤															

注：BMI是体重指数。BMI（kg/m^2）=体重（kg）/[身高（m）×身高（m）]，成年人BMI的正常值在18.5～23.9之间，BMI<18.5是偏瘦，24≤BMI<28是偏胖，28≤BMI≤32是肥胖，BMI>32是过度肥胖。

霜降

一候豺乃祭兽 · 二候草木黄落 · 三候蛰虫咸俯

豺乃祭兽 豺的体形与狗相似，但比狼要小，有短而圆的耳朵，四肢较短，尾巴与狐狸相似。背部有红棕色毛，毛尖黑色，腹部毛色较浅。霜降时，豺开始大量捕猎，将没有吃完的猎物摆放在地面上，从人类视角来看，就像在祭祀兽神。

草木黄落 霜降时节，秋天已经快要结束，花草树木的叶子因天气寒冷而变黄脱落。我国大部分树木为落叶树木，秋天时叶子会变黄脱落；部分树木为常绿树木，秋天时叶子仍保持绿色且不会变黄脱落。

蛰虫咸俯 蛰虫指藏在土中过冬的虫子，咸有"都"的意思，俯是潜伏、卧伏的意思。霜降之后，马上要进入冬季，需要冬眠的虫子都钻入洞穴之中，准备进入冬眠以度过寒冬。

霜降是二十四节气中的第十八个节气，时间在每年公历的10月23日或24日，太阳黄经到达210°时开始。霜降节气里，天气渐冷，初霜出现，草木开始泛黄。《月令七十二候集解》："九月中。气肃而凝，露结为霜矣。"《周语》曰："驷见而陨霜。"进入霜降后，冷空气更加活跃，一次中等强度的冷空气就足以使东北地区夜间的最低气温降到冰点，人们更应该注意添衣防寒。一般来说，秋季出现的第一次霜称为"早霜"或"初霜"，春季出现的最后一次霜称为"晚霜"或"终霜"，从"终霜"到"初霜"的间隔时期称为"无霜期"，这个时期也是适宜农业生产的时期。"初霜"通常在10月上旬，"终霜"通常在4月。

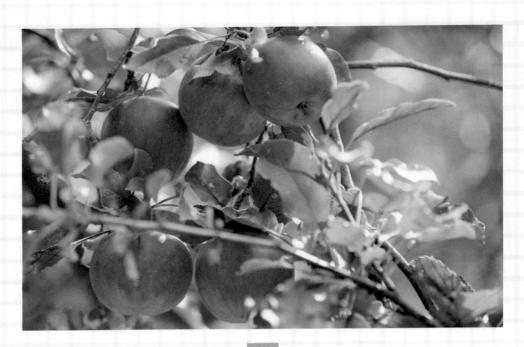

【节气养生】

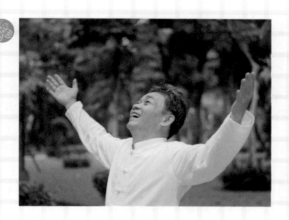

霜降节气后是进补的好时候，谚语有"补冬不如补霜降"的说法。霜降进补以保暖润燥、健脾养胃为主，同时还要预防消化系统疾病。风寒湿邪易侵袭腰部，使腰部经脉受阻，气血不畅引起腰痛，而腿部的膝关节也是易受寒邪侵袭的部位之一，我们平常所说的"老寒腿"就与感受风寒之邪有着密切关系。霜降昼夜温差大，因此在起居上，应适当增添衣服，保证睡眠充足，注意劳逸结合，以保养体内阳气。同时多参加一些户外锻炼，适当增加运动量，以提高身体的抗寒能力，但是需要注意的是，每次运动前，一定要做好充分的准备活动，注意动与静的合理安排，不宜过度劳累，更不可经常大汗淋漓。

【疾病认知】

引起痛风性关节炎合并高脂血症的原因

痛风性关节炎是由于尿酸盐结晶沉积于骨关节及皮下而引起的炎症反应。其发病机制常与遗传、饮食、环境、

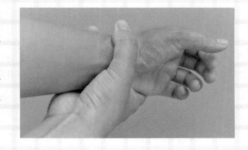

情绪等因素相关，人们不健康的生活习惯及饮食规律是痛风性关节炎发病率呈逐年增长及低龄化的主要原因。高脂血症作为痛风性关节炎最常见的并发症之一，是一种血脂代谢异常的临床综合征，主要表现为总胆固醇、甘油三酯、低密度脂蛋白胆固醇升高和高密度脂蛋白胆固醇降低。痛风性关节炎常与血脂代谢异常伴随发生，流行病学调查资料表明：大多数的痛风性关节炎患者超重或肥胖，且66％以上伴有高脂血症。

【中医视角】

痛风性关节炎合并高脂血症的临床分型与治则

1.湿热痹阻证：单关节或多关节红肿热痛，发病急骤，多为下肢关节。兼见发热、口渴、脘腹痞胀、烦闷不安或头痛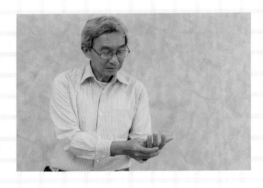汗出，小便短黄，大便溏薄。舌红，苔黄厚腻。

治则：清热除湿，活血通络。

2.脾虚湿阻证：可表现为无症状期，或仅有轻微的关节隐痛或关节肿胀。可见身困倦怠，头昏头晕，纳食减少，渴不欲饮，脘腹胀闷，小便短少。舌质淡胖，苔白滑或白腻，脉濡缓或弦细滑。

治则：健脾祛湿，泻浊通络。

3.寒湿痹阻证：关节疼痛、肿胀，皮色不红，皮温不热，痛有定处，屈伸不利，或见皮下结节或痛风石。舌质润，舌苔薄白或白腻，脉弦或濡缓。

治则：温经散寒，祛风化湿。

4.瘀热阻滞证：关节红肿、有刺痛感，部分关节肿胀变形，不能屈伸，夜间疼痛加重。病灶周围或有硬结，身热，肌肤干燥，皮色暗黧。舌质绛或紫黯，有瘀斑，苔薄黄，脉细涩或弦数。

治则：清热除湿，祛瘀通络。

5.痰瘀痹阻证：关节疼痛反复发作，日久不愈，皮下可见圆滑包块，疼痛多呈刺痛，痛处不移，关节肿大，甚者强直畸形，屈伸不利。皮下结节，或皮色紫黯。舌质紫黯，苔腻，脉弦滑或沉涩。

治则：健脾除湿，祛湿通络。

【中医调治】

 灵芝调脂茶治疗高脂血症

组方：灵芝15克，山楂25克，决明子20克，罗布麻叶15克，茉莉花20克，菊花15克。

服用方法：上述中药制成茶包，代茶饮。

功效：平肝潜阳、利湿泻浊，用于高脂血症合并血压偏高者，症见头晕头痛、眩晕耳鸣、失眠多梦、舌红苔黄腻、脉弦滑等。

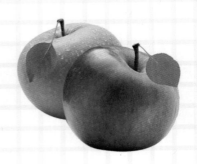

【应时而食】

霜降节气时人们在饮食上宜进补。中医养生学提出"四季五补"：春要升补、夏要清补、长夏要淡补、秋要平补、冬要温补。应少吃一些辛辣的食物，如姜、葱、蒜、辣椒等，特别是辛辣火锅、烧烤等食物，以防上火，要多吃苹果、石榴、葡萄、杨桃、柚子、柠檬等。栗子味甘，性温，具有养胃健脾、补肾强筋、活血止血、止咳化痰的功效，是霜降后的进补佳品。食用栗子可防治肾虚引起的腰膝酸软、腰腿不利、小便增多和脾胃虚寒引起的慢性腹泻，可提高人体免疫力，增强御寒能力。

【药膳厨房】

黄精粥

原料：黄精20克，大米50克。

做法：将黄精洗净、切碎，大米淘净。将黄精加清水适量，煮沸后下大米煮为稀粥服食。每日1剂。

功效：润肺滋肾，健脾益气。

请记录
血脂检查结果

项目	检查数值	正常值	临床意义
总胆固醇（TC）		2.84 ~ 5.18mmol/L	升高：见于糖尿病、肾病综合征、甲状腺功能低下、动脉硬化 降低：见于急性感染、恶性肿瘤、溶血性贫血
甘油三酯（TG）		<1.7mmol/L	升高：见于动脉粥样硬化、肾病综合征、糖尿病、甲状腺功能减退、心肌梗死、胰腺炎等 降低：见于营养不良、甲状腺功能亢进
高密度脂蛋白胆固醇（HDL-C）		1.04 ~ 1.55mmol/L	升高：见于慢性肝炎、原发性胆汁性肝硬化 降低：见于冠心病、急性感染、糖尿病、慢性肾功能衰竭及肾病综合征
低密度脂蛋白胆固醇（LDL-C）		1.56 ~ 3.38mmol/L	升高：动脉粥样硬化、甲状腺功能低下、肾病综合征、慢性肾功能衰竭 降低：急性病、无β脂蛋白血症、肝硬化、恶性肿瘤
极低密度脂蛋白胆固醇（VLD-C）		0.21 ~ 0.77mmol/L	升高：见于高脂血症、动脉粥样硬化、慢性肾衰竭、肝病、糖尿病 降低：见于营养不良、慢性贫血、多发性骨髓瘤
载脂蛋白A（ApoA）		1.20 ~ 1.50mmol/L	升高：见于冠心病、家族性α–脂蛋白缺乏症 降低：见于糖尿病、慢性肝病、肾病综合征
载脂蛋白B（ApoB）		0.80 ~ 1.10mmol/L	升高：见于冠心病、肾功能衰竭、糖尿病 降低：见于肝功能不全、恶性肿瘤、甲状腺功能亢进
磷脂（PL）		1.43 ~ 3.20mmol/L	升高：见于胆汁淤积、脂肪肝、肾病综合征、高脂血症 降低：见于低脂血症、溶血性贫血、恶性贫血

身体各项指标的测量结果

单位/指标	记录周期														
	1	2	3	4	5	6	7	8	9	10	11	12	13	14	15
请填写 体 重 记 录															
千克															
请填写 BMI计算结果															
数值															
请勾选 饮 食 记 录															
过饱															
正常															
不足															
请勾选 运 动 记 录															
过量															
正常															
不足															
请勾选 情 绪 记 录															
开心															
正常															
忧伤															

注：BMI是体重指数。BMI（kg/m²）=体重（kg）/[身高（m）×身高（m）]，成年人BMI的正常值在18.5～23.9之间，BMI<18.5是偏瘦，24≤BMI<28是偏胖，28≤BMI≤32是肥胖，BMI>32是过度肥胖。

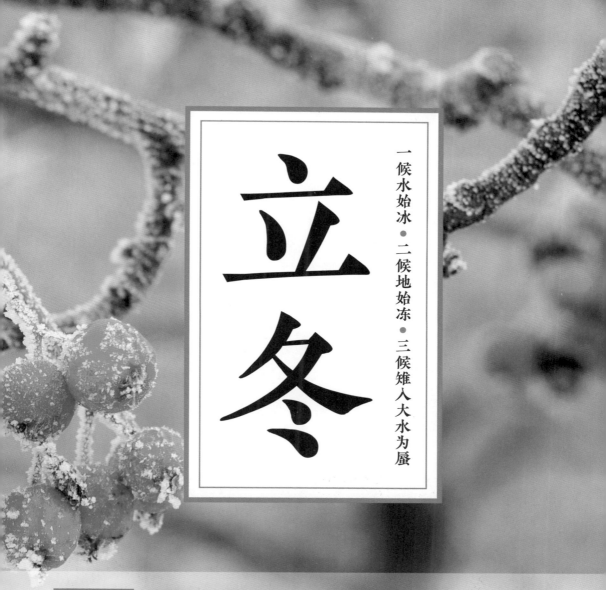

立冬

一候水始冰 · 二候地始冻 · 三候雉入大水为蜃

水始冰	冰，即结冰的意思。立冬时节，我国北方最低气温已低于0℃，江河湖泊刚刚凝结成冰，但并未冻得特别坚硬，在水边活动时应注意安全。
地始冻	立冬之后，随着气温降低，土地中残留的余热越来越少，夜晚气温处于0℃以下时，土壤中的水分开始轻微冻结，但冻层很浅。
雉入大水为蜃	雉通常指大鸟，俗称野鸡；蜃指大蛤，一种蚌类。立冬后，大鸟已经不多见了，海边却能够看到外壳花纹与大鸟相似的大蛤，因此古人认为立冬之后大鸟变成了大蛤。

立冬是二十四节气的第十九个节气，时间是每年公历的11月7日或8日，太阳到达黄经225°时开始。《月令七十二候集解》曰："立冬，十月节。立，建始也。冬，终也，万物收藏也。""立冬"意思是说秋季作物全部收晒完毕，收藏入库，动物也已藏起来准备冬眠，也就是冬季开始、万物收藏、躲避寒冷的意思。立冬时我们所处的北半球获得太阳的辐射量越来越少，气温逐渐下降，但由于此时地表在夏季贮存的能量还有剩余，所以一般还不会太冷，在晴朗无风之时，常会出现风和日丽、温暖舒适的十月"小阳春"天。总的气候特征是阳气潜藏，阴气盛极，草木凋零，蛰虫伏藏，万物活动趋向休止，渐渐进入冬眠状态。

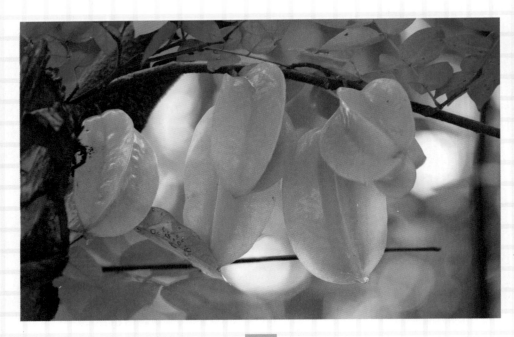

【节气养生】

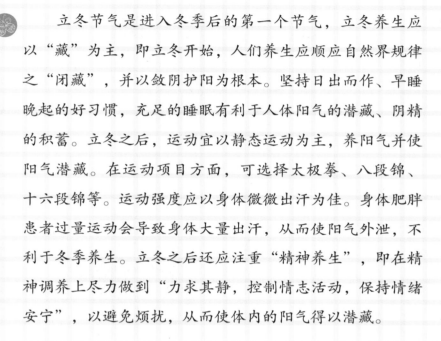

立冬节气是进入冬季后的第一个节气，立冬养生应以"藏"为主，即立冬开始，人们养生应顺应自然界规律之"闭藏"，并以敛阴护阳为根本。坚持日出而作、早睡晚起的好习惯，充足的睡眠有利于人体阳气的潜藏、阴精的积蓄。立冬之后，运动宜以静态运动为主，养阳气并使阳气潜藏。在运动项目方面，可选择太极拳、八段锦、十六段锦等。运动强度应以身体微微出汗为佳。身体肥胖患者过量运动会导致身体大量出汗，从而使阳气外泄，不利于冬季养生。立冬之后还应注重"精神养生"，即在精神调养上尽力做到"力求其静，控制情志活动，保持情绪安宁"，以避免烦扰，从而使体内的阳气得以潜藏。

【疾病认知】

什么是高脂血症合并肥胖症

肥胖症是指体内脂肪堆积过多或脂肪分布异常、体重增加，多种因素相互作用所引起的慢性代谢性疾病。肥胖的主要判断指标包括3个，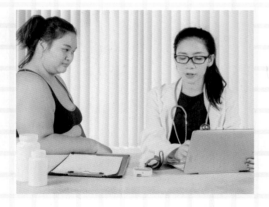即体脂百分率、体脂系数、肥胖度，三者中有1个指标判定为重度，则该病患可被视为重度肥胖患者。按照《肥胖病的针灸治疗》中所言，高脂血症的判定依据为：人体正常进行餐饮时，考察其禁食13小时的体内脂质参数，一般7～15天内，总胆固醇含量高于5.18毫摩尔每升的次数如果大于两次，同时该病患甘油三酯含量不低于1.7毫摩尔每升的状况下，可判定为高脂血症；或者病患低密度脂蛋白含量≥3.64毫摩尔每升、高密度脂蛋白≤0.91毫摩尔每升，也可做出相同判断。

肥胖合并高脂血症的临床分型

1.胃肠腑热型：一般食欲较好，怕燥热，喜冷饮，经常出汗，大便干燥，舌苔较厚且白腻，脉弦滑有力。

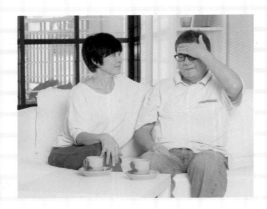

2.脾虚湿阻型：纳食不良，肢体困重，同时具有少尿便溏的特点，舌边有齿痕，舌苔白腻明显。

3.痰湿内阻型：肥胖，血脂高，或见咳嗽痰多，纳少呕恶，头重如裹或昏沉，肢体困重，口淡不渴或渴不欲饮，舌质淡，苔白腻或黄。

4.肝郁脾虚型：外表肥胖，高脂血症明显，经常发生胸闷气短状况，伴随失落烦躁情绪，少量患者还有腹部胀痛等状况，大便时干时稀，舌质淡红，苔白腻。

5.脾肾阳虚型：经常发生四肢无力、体感寒冷的状况，腰酸冷痛，便少尿频，舌体胖大且苔白腻明显，脉沉且濡细。

6.阴虚血瘀型：潮热盗汗，五心烦热，颧红，口干，小便短黄，大便干，时而胸胁窜痛，舌质暗淡，苔少或薄黄，脉细或涩。

【中医调治】

隔姜灸治疗肥胖合并高脂血症

材料制备：制备底面直径为25毫米，高度为30毫米的圆锥形艾炷40个。直径35～40毫米，厚度3～4毫米的鲜姜片10个，并在每个姜片上用直径1毫米的钢针扎10个均匀分布的针孔。

选穴：大椎，膈俞（双侧），脾俞（双侧），肾俞（双侧），中脘，神阙，关元。

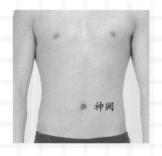
神阙

操作：患者先取俯卧位，暴露背部，术者定位大椎、膈俞、脾俞、肾俞后将姜片放置在各穴位上，并放上艾炷，在艾炷的上端将其点燃。待艾炷燃尽后更换新的艾炷，共灸4壮。其间患者会感觉到有烧灼感，可将姜片连艾炷移至穴位周围，待感觉消失后再移回。背部灸完后灸腹部穴位，操作同上。更换艾炷时要注意艾灰，以免掉落烫伤患者。每3天1次，10次为1个疗程，共治疗3个疗程。

【应时而食】

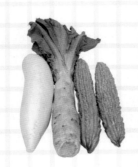

俗话说："药补不如食补。"食补在冬季调养中尤为重要。冬季气温过低，人体为了保持一定的热量，就必须增加体内糖类、脂肪和蛋白质的分解，以产生更多的能量，适应机体的需要，所以必须多吃富含糖类、脂肪、蛋白质和维生素的食物。同时，天气寒冷也影响人体的泌尿系统，排尿增加，随尿排出的钠、钾、钙等无机盐也较多，因此应多吃含钾、钠、钙等元素的食物。此外，也要多吃蔬菜，适当增加蛋白质含量丰富的食品，还可多吃桂圆、木耳等食品，这些食品不但味道鲜美，而且富含蛋白质、脂肪、糖类及钙、磷、铁等多种营养成分，不仅能补充因冬季寒冷而消耗的热量，还能益气养血补虚，对身体虚弱的人尤为适宜。

【药膳厨房】

杜仲粥

原料：杜仲10克，大米50克。

做法：将大米淘洗干净，杜仲包入小包中。先取杜仲水煎取汁，去药包，加大米煮为稀粥服食。每日1剂。

功效：补肝肾，强筋骨，降血脂。

注意事项：选用的大米以粗糙大米为宜。杜仲辛温，故阴虚火旺者慎用。

血脂检查结果

项目	检查数值	正常值	临床意义
总胆固醇 （TC）		2.84～5.18mmol/L	升高：见于糖尿病、肾病综合征、甲状腺功能低下、动脉硬化 降低：见于急性感染、恶性肿瘤、溶血性贫血
甘油三酯 （TG）		<1.7mmol/L	升高：见于动脉粥样硬化、肾病综合征、糖尿病、甲状腺功能减退、心肌梗死、胰腺炎等 降低：见于营养不良、甲状腺功能亢进
高密度脂蛋白胆固醇 （HDL-C）		1.04～1.55mmol/L	升高：见于慢性肝炎、原发性胆汁性肝硬化 降低：见于冠心病、急性感染、糖尿病、慢性肾功能衰竭及肾病综合征
低密度脂蛋白胆固醇 （LDL-C）		1.56～3.38mmol/L	升高：动脉粥样硬化、甲状腺功能低下、肾病综合征、慢性肾功能衰竭 降低：急性病、无 β 脂蛋白血症、肝硬化、恶性肿瘤
极低密度脂蛋白胆固醇 （VLD-C）		0.21～0.77mmol/L	升高：见于高脂血症、动脉粥样硬化、慢性肾衰竭、肝病、糖尿病 降低：见于营养不良、慢性贫血、多发性骨髓瘤
载脂蛋白A （ApoA）		1.20～1.50mmol/L	升高：见于冠心病、家族性 α-脂蛋白缺乏症 降低：见于糖尿病、慢性肝病、肾病综合征
载脂蛋白B （ApoB）		0.80～1.10mmol/L	升高：见于冠心病、肾功能衰竭、糖尿病 降低：见于肝功能不全、恶性肿瘤、甲状腺功能亢进
磷脂 （PL）		1.43～3.20mmol/L	升高：见于胆汁淤积、脂肪肝、肾病综合征、高脂血症 降低：见于低脂血症、溶血性贫血、恶性贫血

请记录

身体各项指标的测量结果

单位/指标	记录周期														
	1	2	3	4	5	6	7	8	9	10	11	12	13	14	15
请填写 体 重 记 录															
千克															
请填写 BMI计算结果															
数值															
请勾选 饮 食 记 录															
过饱															
正常															
不足															
请勾选 运 动 记 录															
过量															
正常															
不足															
请勾选 情 绪 记 录															
开心															
正常															
忧伤															

注：BMI是体重指数。BMI（kg/m^2）=体重（kg）/[身高（m）×身高（m）]，成年人BMI的正常值在18.5～23.9之间，BMI<18.5是偏瘦，24≤BMI<28是偏胖，28≤BMI≤32是肥胖，BMI>32是过度肥胖。

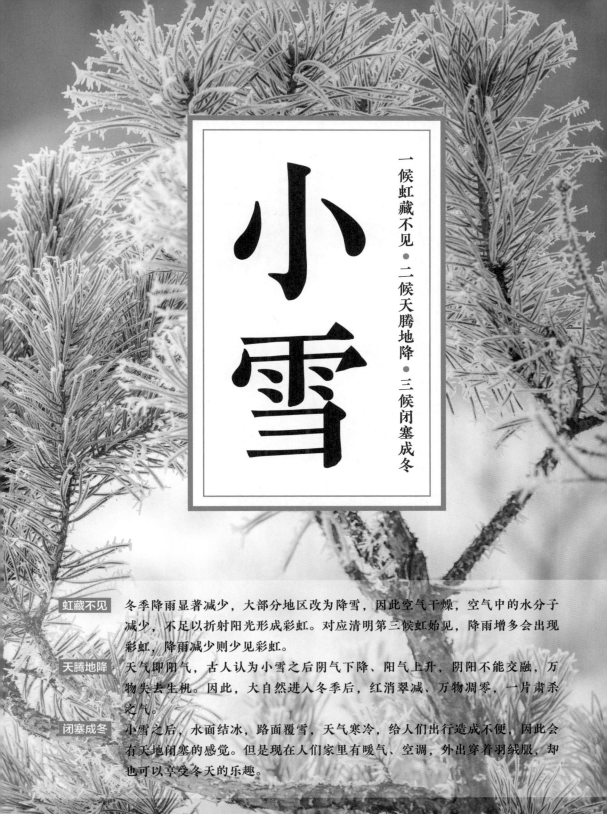

小雪

一候虹藏不见 • 二候天腾地降 • 三候闭塞成冬

虹藏不见
冬季降雨显著减少，大部分地区改为降雪，因此空气干燥，空气中的水分子减少，不足以折射阳光形成彩虹。对应清明第三候虹始见，降雨增多会出现彩虹，降雨减少则少见彩虹。

天腾地降
天气即阳气，古人认为小雪之后阴气下降、阳气上升，阴阳不能交融，万物失去生机。因此，大自然进入冬季后，红消翠减、万物凋零，一片肃杀之气。

闭塞成冬
小雪之后，水面结冰，路面覆雪，天气寒冷，给人们出行造成不便，因此会有天地闭塞的感觉。但是现在人们家里有暖气、空调，外出穿着羽绒服，却也可以享受冬天的乐趣。

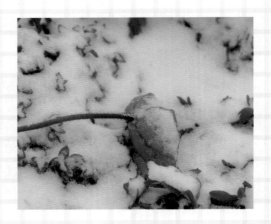

小雪是二十四节气第二十个节气，一般为每年公历11月22日或23日，太阳到达黄经240°。《月令七十二候集解》："小雪，十月中。雨下而为寒气所薄，故凝而为雪。小者，未盛之辞。"进入该节气，西北风盛行，气温下降，部分地区逐渐降到0℃以下，但大地尚未过于寒冷，虽开始降雪，但雪量不大，故称小雪。小雪后气温急剧下降，天气变得干燥，此时阴气下降，阳气上升，而致天地不通，阴阳不交，万物失去生机，天地闭塞而转入严冬。"散漫阴风里，天涯不可收。压松犹未得，扑石暂能留"，就是形容小雪后的景象。

小雪时节阴气盛而阳气衰，此时养生防病应注重顾护阳气，防寒健肾，清肠去火。此外，应特别重视头部保暖。因为"头为诸阳之会"，当头部受到风寒侵袭时，血管收缩，肌肉紧张，很容易引发伤风感冒、头痛、面瘫，若血脂水平过高，甚至可引发心脑血管疾病。头部是神经中枢的所在地，每天都需要消耗大量的能量。因为头部皮肤薄、血管粗、毛发多，故头部散发的热能也较大。由于头部与人体热平衡的关系非常密切，寒冬季节若不注意头部保暖，热量会很快从头部散发出去，从而损害人体阳气，消耗机体的能量。因此，小雪节气人们外出时宜戴上帽子、围巾等以防头部受寒。

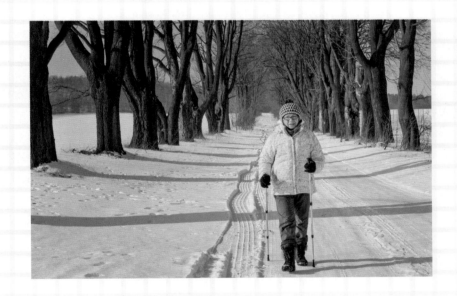

【疾病认知】

临床常用降血脂西药介绍

1.他汀类：他汀类药物可竞争性抑制胆固醇合成过程中的限速酶活性，加速血浆低密度脂蛋白分解代谢。适应证为高胆固醇血症和以胆固醇升高为主的混合性高脂血症。常用药物为阿托伐他汀、瑞舒伐他汀、普伐他汀、

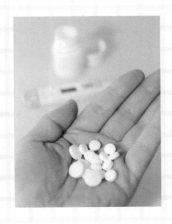

辛伐他汀等。

2.贝特类：目前认为贝特类降脂药可激活核受体一过氧化物酶体增殖激活受体，增加脂蛋白酯酶的生成活性，同时促进肝脏摄取脂肪酸，抑制甘油三酯的合成。适应证为高甘油三酯血症，以及以甘油三酯升高为主的混合性高脂血症。常用药物为非诺贝特和苯扎贝特。

3.烟酸类：烟酸类降脂作用可能与抑制脂肪组织的脂解，以及减少肝脏中极低密度脂蛋白合成和分泌有关。常用为烟酸片、阿昔莫司。

4.树脂类：可以在肠道内与胆汁酸结合，阻碍胆汁酸的肝肠循环，促使胆酸随粪便排出，阻断胆固醇重吸收。常用药物为考来烯胺、考来替泊等。

5.胆固醇吸收抑制剂：可以作用于小肠上皮刷状缘，抑制胆固醇的吸收，促进肝脏低密度脂蛋白受体合成，加速低密度脂蛋白的清除，降低低密度脂蛋白的水平。常用药物为依折麦布。

肝肾阴虚型高脂血症的中医认识

大多数学者认为，高脂血症属本虚标实，即肝肾阴虚，痰瘀内阻。肝肾阴虚是临床常见证型。肝肾阴虚，虚火灼津成痰，或水不涵木，木不疏土，湿积生痰。痰浊流聚脉道，滞血成瘀，痰瘀交阻而成脂浊。针对病机，应选用滋肝养肾降脂汤。该药方主以何首乌补肝肾益精血，何首乌为"养血益肝，固精益肾"的滋补良药；辅以枸杞子、女贞子、桑寄生共同滋养肝肾；佐以黄精益气养阴，丹参养血活血，决明子滋肝清热；

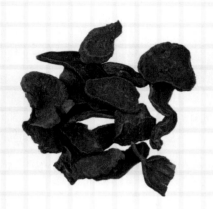

泽泻补肾泻火。全方补中有泻，补而不滞，共达滋肝益肾、养阴清热之功。

【中医调治】

耳穴压籽疗法治疗高脂血症

1.取穴：取双侧耳穴神门、内分泌、皮质下、肾上腺、心、脑、肝、胆、胰、小肠、肝、前列腺。

2.操作：将王不留行置于胶布上贴压耳穴，边按压边用拇指指腹和中指指尖分别从耳郭内外侧压迫按摩穴位，直至局部皮肤微红，灼热感、胀痛感忍耐不住时为止。每日多次按压，三餐食后及夜晚睡前重点按压，压力以适度为宜。贴压4天为1次，8次为1个疗程。

【应时而食】

小雪时节天气寒冷，寒伤肾阳，故此时宜多食温补益肾食物，如羊肉、牛肉、腰果、栗子、山药、白果、核桃等。小雪节气时心脑血管病多发，需预防此类病的发生。另外，冬季光照时间减少，人易出现不良情绪，吃复合糖类能改善心情，效果虽然慢但更合乎健康原则。微量元素硒能改善情绪，全麦面包等全谷类食物富含硒，鸡肉、海鲜等食物也含有较多的硒。此外，芦笋、猕猴桃、牡蛎、橘子、豌豆、黄豆和深绿色的蔬菜中都含有叶酸，可以帮助人们抵抗抑郁。粗面粉制品、谷物颗粒、酵母、动物肝脏及水果等富含B族维生素的食物，对改善不良情绪及抑郁症也大有裨益。

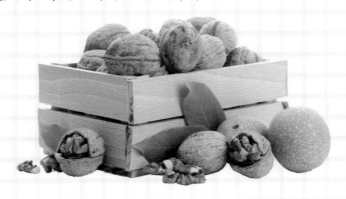

【药膳厨房】

海带粥

原料：海带50克，粳米100克，盐适量。

做法：将海带用水浸泡半日，洗去咸味，切丝，与淘洗干净的粳米一同入锅，加水1000毫升，先用旺火烧开，再转用小火熬煮成稀粥，加适量盐调味。日服1剂，分早晚2次温热食用。

功效：具有软坚散结、利水消肿、降血压、降血脂的功效。

血脂检查结果

项目	检查数值	正常值	临床意义
总胆固醇（TC）		2.84～5.18mmol/L	升高：见于糖尿病、肾病综合征、甲状腺功能低下、动脉硬化 降低：见于急性感染、恶性肿瘤、溶血性贫血
甘油三酯（TG）		<1.7mmol/L	升高：见于动脉粥样硬化、肾病综合征、糖尿病、甲状腺功能减退、心肌梗死、胰腺炎等 降低：见于营养不良、甲状腺功能亢进
高密度脂蛋白胆固醇（HDL-C）		1.04～1.55mmol/L	升高：见于慢性肝炎、原发性胆汁性肝硬化 降低：见于冠心病、急性感染、糖尿病、慢性肾功能衰竭及肾病综合征
低密度脂蛋白胆固醇（LDL-C）		1.56～3.38mmol/L	升高：动脉粥样硬化、甲状腺功能低下、肾病综合征、慢性肾功能衰竭 降低：急性病、无β脂蛋白血症、肝硬化、恶性肿瘤
极低密度脂蛋白胆固醇（VLD-C）		0.21～0.77mmol/L	升高：见于高脂血症、动脉粥样硬化、慢性肾衰竭、肝病、糖尿病 降低：见于营养不良、慢性贫血、多发性骨髓瘤
载脂蛋白A（ApoA）		1.20～1.50mmol/L	升高：见于冠心病、家族性α-脂蛋白缺乏症 降低：见于糖尿病、慢性肝病、肾病综合征
载脂蛋白B（ApoB）		0.80～1.10mmol/L	升高：见于冠心病、肾功能衰竭、糖尿病 降低：见于肝功能不全、恶性肿瘤、甲状腺功能亢进
磷脂（PL）		1.43～3.20mmol/L	升高：见于胆汁淤积、脂肪肝、肾病综合征、高脂血症 降低：见于低脂血症、溶血性贫血、恶性贫血

请记录
身体各项指标的测量结果

单位/指标	记录周期														
	1	2	3	4	5	6	7	8	9	10	11	12	13	14	15
请填写 体重记录															
千克															
请填写 BMI计算结果															
数值															
请勾选 饮食记录															
过饱															
正常															
不足															
请勾选 运动记录															
过量															
正常															
不足															
请勾选 情绪记录															
开心															
正常															
忧伤															

注：BMI是体重指数。BMI（kg/m^2）=体重（kg）/[身高（m）×身高（m）]，成年人BMI的正常值在18.5～23.9之间，BMI<18.5是偏瘦，24≤BMI<28是偏胖，28≤BMI≤32是肥胖，BMI>32是过度肥胖。

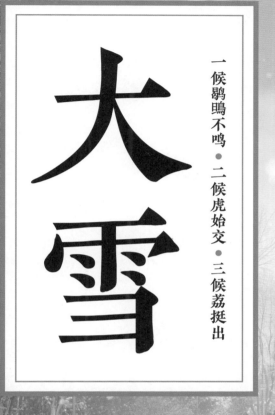

大雪

一候鹖鴠不鸣 ● 二候虎始交 ● 三候荔挺出

鹖鴠不鸣 鹖鴠，生性好斗，经常在夜里鸣叫，冬季时羽毛脱落。大雪过后，鹖鴠停止了鸣叫。

虎始交 老虎，大型猫科动物，毛色浅黄或棕黄色，有黑色横纹，四肢健壮有力，尾粗长，具黑色环纹，发情交配期一般在11月至翌年2月。古人认为，大雪之后阴气由盛转衰，阳气开始萌动，老虎感受到阳气开始交配。

荔挺出 荔挺，一种兰草，形状像蒲草但是比其小一些，花没有香味，根部捆扎成一束可做刷子。大雪之后，荔挺开始萌发，长出新芽。

　　大雪是二十四节气中的第二十一个节气，通常在每年公历的12月6日、7日或8日，太阳到达黄经255°时开始。北方地区会受冷空气影响，常出现较大的降雪，引起地面积雪，黄河流域一带也渐有积雪。《月令七十二候集解》："大雪，十一月节。大者，盛也。至此而雪盛矣。"大雪的意思是天气更冷，降雪的可能性比小雪时更大了，并不指降雪量一定很大。这时我国大部分地区的最低温度都降到了0℃或以下。往往在强冷空气前沿冷暖空气交锋的地区，会降大雪，甚至暴雪。可见，大雪节气是表示降雪的起始时间和雪量程度的，它和小雪、雨水、谷雨等节气一样，都是直接反映降水的节气。

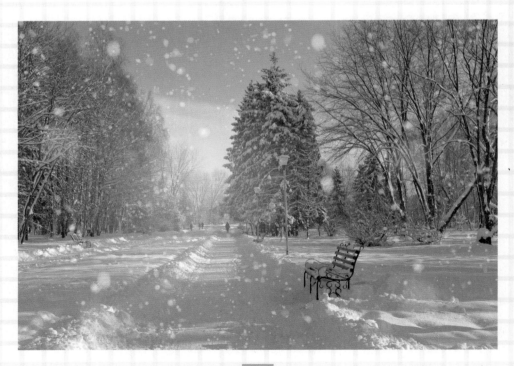

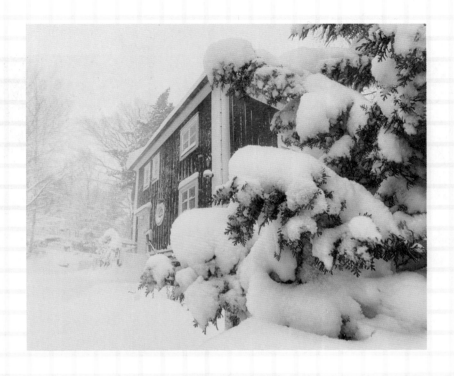

【节气养生】

　　大雪节气的到来，预示着正式进入冬季最寒冷的时候。养生要顺应自然规律。大雪节气养生应遵循"冬月闭藏"的规律，适时调整穿衣、起居、饮食和情绪等。《黄帝内经·素问》云："早卧晚起，必待日光……"大雪时节应早睡晚起，早睡以养阳，晚起以养阴，以利阳气潜藏，阴精积蓄。"头为诸阳之会"，冬季外出要注意戴帽子、围巾以保护头部。另外，也要注意腰部和脚的防寒保暖。此外，"冬不藏精，春必病温"，肾为先天之本，肾中所藏的精气是维持生命和健康的原始物质，故应节欲保精，减少消耗。腰部为带脉（环绕腰部的经脉）经行之所，双手搓腰的动作有助于疏通带脉、强壮腰脊、固精益肾。

什么是颈动脉粥样硬化合并高脂血症

高脂血症是临床常见的发病率较高的代谢性疾病，血脂代谢失常或是发病关键，以总胆固醇（TC）、甘油三酯（TG）水平升高为主要

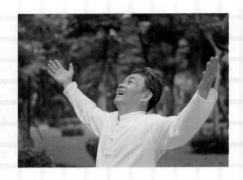

表现。高脂血症是动脉粥样硬化形成的关键因素，也是引发脑梗死、心肌梗死、急性心脑血管事件的重要原因。目前认为炎症反应存在于疾病全程，表现为超敏C反应蛋白（hs-CRP）水平升高，影响着斑块进展和稳定性，减轻炎症反应已成为评估临床疗效的指标。颈部是动脉粥样硬化的好发部位，对于颈动脉粥样硬化合并高脂血症患者而言，抗血小板聚集、调脂药物联合应用具有重要意义，但单纯西医治疗效果有限。

颈动脉粥样硬化合并高脂血症的中医认识

中医学并无"颈动脉粥样硬化"的名称，依据临床症状可隶属"痴呆""眩晕""中风"等疾病范畴，痰浊、血瘀是其最关键的致病因素。脾为后天之本，此类患者常饮食肥甘厚味，导致脾胃受损，痰浊困阻，浸渍血脉；或患者长期情志不调，肝气失于疏泄，气机运行受限，进而影响血液运行，而肝郁日久可克犯脾土，加重脾

胃损伤，久则痰瘀互结；中老年人脏腑功能逐渐衰退，元气不足，气化不利，故而痰湿凝滞，最终形成颈动脉粥样硬化。高脂血症属中医学"浊脂""痰湿"范畴，"凡治消瘅、仆击、偏枯、萎、厥，气满、发逆，肥贵人则高粱之疾也"，可见，痰浊困阻是高脂血症的发病关键，而本病常与"动脉硬化"合并发生，对于此类患者而言，"痰饮"及"血瘀"伴随疾病全程，但治疗当以化痰为主，痰邪得消则瘀血无所依附，气机得畅。

【中医调治】

颈动脉粥样硬化合并高脂血症的药袋外治

1.组成：黄芩9克，蒲黄12克，泽泻9克，石决明6克，钩藤9克，苦参6克，防己9克，益母草12克。

2.用法：将上述诸药制成泡脚药袋，每日泡脚1次，每次10～15分钟。

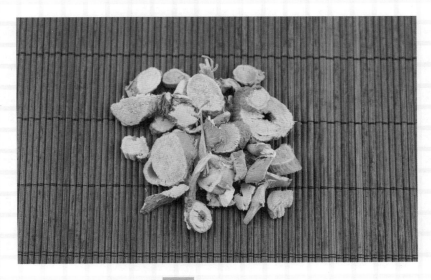

【应时而食】

大雪时节饮食宜"进补"。我国民间素有"冬季进补，开春打虎"的俗语。大雪节气时进补应顺应自然，注意养阳，以滋补为主。补法主要有两种：一是食补；二是药补。但对于高脂血症性胰腺炎患者而言，进补时应以低脂、低胆固醇、低蛋白质为主。因此，可以多吃富含膳食纤维和维生素的食物。

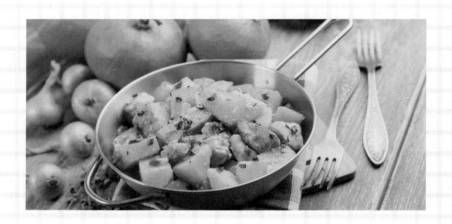

【药膳厨房】

葛根山药汤

原料：葛根、大枣、核桃仁各15克，山药30克，薏苡仁、莲子各50克，红糖适量。

做法：将大枣去核，莲子、薏苡仁、葛根洗净；山药洗干净后切小段。将所有原料一同放入锅中，加清水适量，煮至烂熟后服食。

功效：益气活血，化浊降脂。

血脂检查结果

项目	检查数值	正常值	临床意义
总胆固醇 （TC）		2.84～5.18mmol/L	升高：见于糖尿病、肾病综合征、甲状腺功能低下、动脉硬化 降低：见于急性感染、恶性肿瘤、溶血性贫血
甘油三酯 （TG）		<1.7mmol/L	升高：见于动脉粥样硬化、肾病综合征、糖尿病、甲状腺功能减退、心肌梗死、胰腺炎等 降低：见于营养不良、甲状腺功能亢进
高密度脂蛋白胆固醇 （HDL–C）		1.04～1.55mmol/L	升高：见于慢性肝炎、原发性胆汁性肝硬化 降低：见于冠心病、急性感染、糖尿病、慢性肾功能衰竭及肾病综合征
低密度脂蛋白胆固醇 （LDL–C）		1.56～3.38mmol/L	升高：动脉粥样硬化、甲状腺功能低下、肾病综合征、慢性肾功能衰竭 降低：急性病、无 β 脂蛋白血症、肝硬化、恶性肿瘤
极低密度脂蛋白胆固醇 （VLD–C）		0.21～0.77mmol/L	升高：见于高脂血症、动脉粥样硬化、慢性肾衰竭、肝病、糖尿病 降低：见于营养不良、慢性贫血、多发性骨髓瘤
载脂蛋白A （ApoA）		1.20～1.50mmol/L	升高：见于冠心病、家族性 α–脂蛋白缺乏症 降低：见于糖尿病、慢性肝病、肾病综合征
载脂蛋白B （ApoB）		0.80～1.10mmol/L	升高：见于冠心病、肾功能衰竭、糖尿病 降低：见于肝功能不全、恶性肿瘤、甲状腺功能亢进
磷脂 （PL）		1.43～3.20mmol/L	升高：见于胆汁淤积、脂肪肝、肾病综合征、高脂血症 降低：见于低脂血症、溶血性贫血、恶性贫血

请记录

身体各项指标的测量结果

单位/指标	记录周期														
	1	2	3	4	5	6	7	8	9	10	11	12	13	14	15
请填写 **体 重 记 录**															
千克															
请填写 **BMI 计算结果**															
数值															
请勾选 **饮 食 记 录**															
过饱															
正常															
不足															
请勾选 **运 动 记 录**															
过量															
正常															
不足															
请勾选 **情 绪 记 录**															
开心															
正常															
忧伤															

注：BMI是体重指数。BMI（kg/m^2）=体重（kg）/[身高（m）×身高（m）]，成年人BMI的正常值在18.5～23.9之间，BMI<18.5是偏瘦，24≤BMI<28是偏胖，28≤BMI≤32是肥胖，BMI>32是过度肥胖。

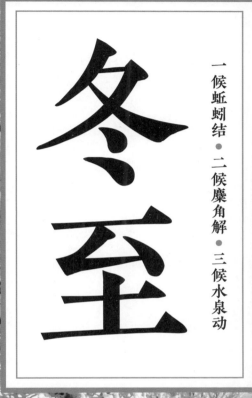

冬至

一候蚯蚓结●二候麋角解●三候水泉动

蚯蚓结 蚯蚓俗称地龙，在夏至时钻出土壤。古人认为蚯蚓是阴曲阳伸的动物，冬至时阳气虽已增长，但阴气仍然十分强盛，土壤中的蚯蚓仍然蜷缩着身体。

麋角解 麋即麋鹿，因其头像马、角像鹿、蹄像牛、尾巴像驴而得名"四不像"。古人认为麋鹿的角朝后生，属性为阴，因冬至阳气微升，麋鹿感受阴气减退而解角。

水泉动 古人认为冬至以后阳气萌发，因此井水开始上涌。冬至后日照时间延长，山中泉水开始流动。

　　冬至是二十四节气中的第二十二个节气，时间是每年公历的12月21日、22日或23日，从太阳到达黄经270°时开始。这一天太阳直射南回归线，北半球白天最短、夜晚最长。《月令七十二候集解》："冬至，十一月中。终藏之气至此而极也。"冬至前后，虽然北半球日照时间最短，接收的太阳辐射量最少，但这时地面在夏季时积蓄的热量还可提供一定的补充，故这时气温还不是最低。"吃了冬至饭，一天长一线"，冬至后白昼时间日渐增加，但是地面获得的太阳辐射仍比地面散失的热量少，所以在短期内气温仍继续下降。

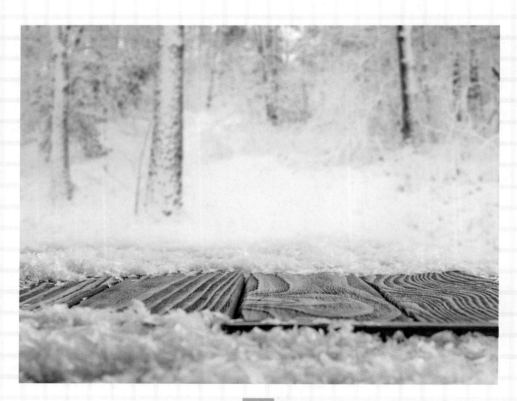

【节气养生】

冬至节气后，白天越来越长，阳气开始升发，是一年中培补阳气的好时机。此时天气寒冷，要注意保护阳气，不过度耗散，因此充足的睡眠是十分关键的，建议每晚9~10点卧床休息，早上太阳升起后再起床活动。晒太阳是最好的生阳方法，不仅可以祛寒，还能预防骨质疏松，缓解抑郁。晒太阳时，建议掌心张开朝向太阳，配合散步或深呼吸，时长控制在0.5~1小时。冬至还需要多参加室外运动，让身体受到适当的寒冷刺激，使心脏跳动加快，呼吸加深，体内新陈代谢加强，身体产生的热量增加。但是人们在锻炼时，不宜剧烈运动，如运动量过大，身体大汗淋漓，毛孔张开，阳气易从皮肤外泄。

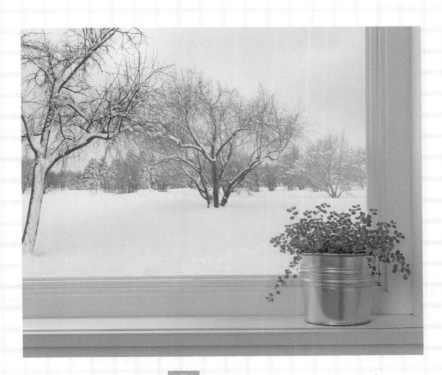

高脂血症性脂肪肝患者的生活调理

高脂血症是脂质代谢异常最常见的疾病之一，由脂肪代谢或转运异常造成。脂肪肝是指肝脏弥漫性脂肪浸润，可伴有多种病理形态学改变，现已成为仅次于病毒性肝炎的第二大肝病，被公认为隐蔽性肝硬化的常见原因。近年来随着人民生活水平提高及受不良生活方式影响，高脂血症性脂肪肝发病呈较高的年增长率且伴有年轻化趋势。对于高脂血症性脂肪肝的患者，建议按以下措施调理。

1.控制糖类及总热量的摄入。超重者首先要减轻体重。

2.适当控制主食，增加摄入含膳食纤维多的食物。应尽可能少摄入强收敛性的山药、胡萝卜、栗子等食物，以减轻便秘，有利于排泄代谢废物。

3.每日摄入胆固醇300毫克以内。适当补充蛋白质，尤其是豆类及其制品、鱼类（沙丁鱼、大麻哈鱼）、猪瘦肉、鸡肉（去皮）、甜杏仁、蒜等，每天要吃不同类型的富含膳食纤维的食物。因为膳食纤维

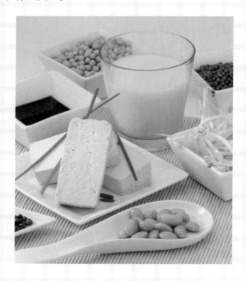

可以减少胆固醇在肠道内的吸收，如粗粮、杂粮、豆

类、蔬菜、水果等，做到粗细搭配。

4.严格控制饮酒。长期过量饮酒影响脂肪代谢。

5.建立合理的饮食制度，少吃零食，切忌暴饮暴食。

【中医视角】

柴胡疏肝散加味治疗肝郁气滞血瘀型高脂血症

枳壳10克，白术15克，白芍10克，山楂10克，郁金10克，丹参20克，首乌10克，黄精10克，枸杞子10克，决明子10克，泽泻10克。

用法：水煎服，每日1剂，早晚各1次。

随症加减：肝区痛甚加炒延胡索10克，姜黄10克；脾气虚弱加党参15克；肾阳虚弱加淫羊藿10克；湿盛加苍术10克；瘀血甚加炮山甲2克；肝功能异常加平地木10克、虎杖10克。

【中医调治】

高脂血症性脂肪肝的推拿治疗

1.取穴：中脘、关元、天枢、大横、期门、丰隆。

2.施术：使用平补平泻手法，掌揉全腹，点按上述穴位，横擦腰骶，推拿10～20分钟，每天1次。

【应时而食】

冬至时节饮食宜多样，谷、果、肉、蔬合理搭配。饮食宜清淡，不宜吃浓浊、肥腻和过咸食品。冬天阳气日衰，脾喜温恶冷，因此宜食温热之品保护脾肾。吃饭应注意"三多三少"，即蛋白质、维生素、纤维素多，糖类、脂肪、盐少。冬至节气的温补类食物，如羊肉、枸杞

子、韭菜等均可作为进补
的佳品，但要适度，不宜
过补。此外应进补平补类
食物，如莲子、大枣、银
耳、猪肝等，这些食物既
无偏寒、偏温的特性，又
无滋腻妨胃的不足。还有

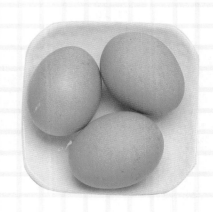

一类滋补类食物，具有滋阴益肾、填精补髓的功效，如木
耳、芝麻、黑豆、甲鱼等。冬至还应以优质蛋白质为主，
如猪瘦肉、鸡蛋、鱼类、乳类、豆类及其制品等，可以采
用煲汤炖制的方式，以便于消化吸收。无论是"三多三
少"的饮食习惯，还是优质蛋白以及豆制品的摄入，对于
高脂血症性脂肪肝的患者来说，都有很好的食疗效果。

【药膳厨房】

赤豆鲤鱼汤

原料：赤小豆150克，决明子15克，丹参15克，何首乌15克，山楂10克，玫瑰
花6克，鲤鱼1条（约500克）。

做法：将鲤鱼活杀、去肠杂，与上面六味原料一同入锅，加水适量，共煮至
烂熟。去花调味，分2～3次服食。

功效：降浊化脂。适用于高脂血症性脂肪肝者，食用此药膳能降低血清胆固
醇水平，对心血管疾病有预防作用。

血脂检查结果

项目	检查数值	正常值	临床意义
总胆固醇（TC）		2.84～5.18mmol/L	升高：见于糖尿病、肾病综合征、甲状腺功能低下、动脉硬化 降低：见于急性感染、恶性肿瘤、溶血性贫血
甘油三酯（TG）		<1.7mmol/L	升高：见于动脉粥样硬化、肾病综合征、糖尿病、甲状腺功能减退、心肌梗死、胰腺炎等 降低：见于营养不良、甲状腺功能亢进
高密度脂蛋白胆固醇（HDL-C）		1.04～1.55mmol/L	升高：见于慢性肝炎、原发性胆汁性肝硬化 降低：见于冠心病、急性感染、糖尿病、慢性肾功能衰竭及肾病综合征
低密度脂蛋白胆固醇（LDL-C）		1.56～3.38mmol/L	升高：动脉粥样硬化、甲状腺功能低下、肾病综合征、慢性肾功能衰竭 降低：急性病、无β脂蛋白血症、肝硬化、恶性肿瘤
极低密度脂蛋白胆固醇（VLD-C）		0.21～0.77mmol/L	升高：见于高脂血症、动脉粥样硬化、慢性肾衰竭、肝病、糖尿病 降低：见于营养不良、慢性贫血、多发性骨髓瘤
载脂蛋白A（ApoA）		1.20～1.50mmol/L	升高：见于冠心病、家族性α-脂蛋白缺乏症 降低：见于糖尿病、慢性肝病、肾病综合征
载脂蛋白B（ApoB）		0.80～1.10mmol/L	升高：见于冠心病、肾功能衰竭、糖尿病 降低：见于肝功能不全、恶性肿瘤、甲状腺功能亢进
磷脂（PL）		1.43～3.20mmol/L	升高：见于胆汁淤积、脂肪肝、肾病综合征、高脂血症 降低：见于低脂血症、溶血性贫血、恶性贫血

身体各项指标的测量结果

单位/指标	记录周期														
	1	2	3	4	5	6	7	8	9	10	11	12	13	14	15
请填写 体 重 记 录															
千克															
请填写 BMI 计 算 结 果															
数值															
请勾选 饮 食 记 录															
过饱															
正常															
不足															
请勾选 运 动 记 录															
过量															
正常															
不足															
请勾选 情 绪 记 录															
开心															
正常															
忧伤															

注：BMI是体重指数。BMI（kg/m^2）=体重（kg）/[身高（m）×身高（m）]，成年人BMI的正常值在18.5～23.9之间，BMI<18.5是偏瘦，24≤BMI<28是偏胖，28≤BMI≤32是肥胖，BMI>32是过度肥胖。

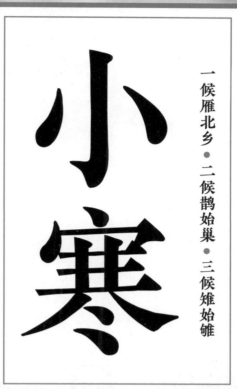

小寒

一候雁北乡 · 二候鹊始巢 · 三候雉始雊

雁北乡 小寒时节，大雁向北飞回故乡。古人认为大雁是顺阴阳而迁徙，此时阳气已动，所以大雁开始向北迁徙。大雁每一次迁徙都要经过1~2个月的时间，到达北方时正值春天。

鹊始巢 鹊指喜鹊，一种益鸟，雌雄羽色相似，头、颈、背至尾部均为黑色，双翅黑色，翅上有大形白斑。此时北方到处可见喜鹊在高大的乔木上筑巢。

雉始雊 雉，指野鸡；雊，为鸣叫的意思。野鸡在小寒结束时，感受到天气的变化，出现在野外并开始鸣叫。

【节气概述】

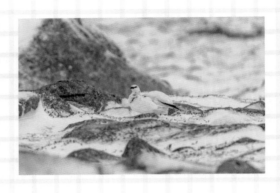

小寒是二十四节气中的第二十三个节气，每年公历的1月5日、6日或7日，太阳到达黄经285°。之所以不叫大寒叫小寒，是因为节气起源于黄河流域，《月令七十二候集解》："小寒，十二月节。月初寒尚小，故云。月半则大矣。"按当时的情况延续至今而已。"寒"即寒冷的意思，表明已经进入一年中的寒冷季节，此时冷气积久而寒，但还没有达到最冷的程度，因而称小寒。

【节气养生】

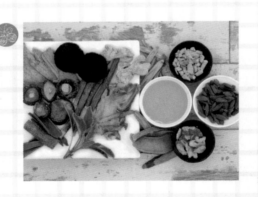

养生基本原则是"春夏养阳，秋冬养阴"。冬日万物敛藏，养生就该顺应自然界收藏之势，收藏阴精，使精气内聚，以润五脏。

冬季时节，肾的机能强健，则可调节机体适应严冬的变化。所以冬日养生很重要的一点就是"养肾防寒"。

"冬天动一动，少闹一场病；冬天懒一懒，多喝药一碗。"这说明了冬季锻炼的重要性。在这干冷的日子里，宜多进行户外运动，如早晨的慢跑、跳绳、踢毽子等。还要在精神上少虑、畅达乐观，不为琐事劳神，心态平和。在此节气里，患心脏病和高血压的人往往会病情加重，患中风者增多。中医认为，人体内的血液，得温则易于流动，得寒就容易停滞，所以保暖工作一定要做好。尤其是老年人，除了多穿衣服和加强体育锻炼外，外出时要特别注意"暖头""暖足"和"暖背"。

【疾病认知】

什么是高脂血症合并冠心病

高脂血症可引起冠状动脉硬化从而导致冠心病的发生，已为许多学者所证实。其发病机制主要是血浆中的胆固醇和甘油三酯随同运载

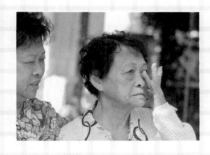

它们的蛋白进入血管内皮后滞留于内膜后沉积，形成动脉粥样硬化斑块，使血管壁增厚，影响血管的弹性，导致管腔狭窄，这种病变的血管腔内容易产生血栓，严重者甚至堵塞管腔，使心肌缺血缺氧而造成心脏疾病。若这种病变发生于冠状动脉内，便会导致心肌供血不足，发生心绞痛甚至心肌梗死。有研究证实各型高脂血症患者其冠心病发生的危险度要比非高脂血症患者高出6倍左右，而且冠心病患者血脂代谢异常的流行病学研究结果发现血脂异常的总发生率为79.9%。大量的研究也已明确证实有效地调节血脂水平可防治冠心病。

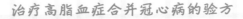

治疗高脂血症合并冠心病的验方

1.祛瘀通痹汤

药物组成：丹参、瓜蒌、山楂各30克，郁金、赤芍、泽泻各15克，川芎10克，石菖蒲、何首乌、党参、黄精各12克，三七（冲服）3克，甘草、水蛭各6克。

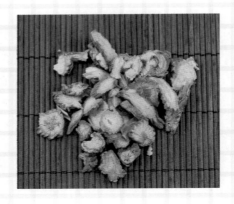

服用方法：每日1剂，水煎取汁分早晚服，30日为1个疗程。

功效主治：祛痰化浊，活血化瘀，通络止痛。主治高脂血症合并冠心病。

2.补心通络汤

药物组成：党参、当归、丹参、淫羊藿各20克，麦冬30克，川芎、红花、黄芪各15克，玉竹、白僵蚕、石菖蒲、山楂、何首乌各10克，水蛭6克，三七（吞服）4克，甘草6克。

服用方法：每日1剂，水煎取汁早晚分服。

功效主治：益气养阴，化瘀通络，兼祛痰浊。主治高脂血症合并冠心病。

【中医调治】

高脂血症合并冠心病的针灸常用腧穴

丰隆：属足阳明胃经，主治头痛、眩晕及痰饮诸症。

三阴交：足三阴经交会之处，健脾和胃、滋肾养阴、行气活血、疏经通络，主治阴虚诸症。

足三里：属足阳明胃经之合穴，燥化脾湿，保护胃气，配伍丰隆、三阴交有健脾化痰的作用，主治头痛、眩晕。

内关：属手厥阴心包经、八脉交会穴，宁心安神、理气止痛，主治胸痛等心胸病症、胃疾、神志病症。

天枢：属足阳明胃经，为人身之中点，如天地交合之际，升降清浊之枢纽。主疏调肠腑、理气行滞、消食。

心俞：属足太阳膀胱经，主治心痛、失眠、健忘等心系病症。

膻中：属任脉，宽胸理气，主治胸部疼痛、腹部疼痛、心悸等。

【应时而食】

处于隆冬时节的小寒，最重要的是补肾。冬季补肾应以温补为主，但并非只吃滋补品就可以了，要有的放矢，阳虚的要补阳，阴虚的要补阴，气虚的要补气。如果是平时怕冷的阳虚体质的人应多食用羊肉、牛肉、核桃等补阳的食物，而平时怕热的阴虚体质的人应多吃些鸡肉、

鸭肉、山药、大枣、栗子、百合等平补的食物。另外，此时的饮食可以适当地增加"苦"味食物，有助于解热去火、清热润燥、疏泄内

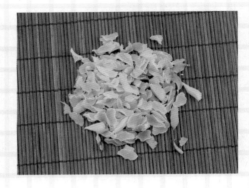

热过盛引发的烦躁不安。而对于高脂血症合并冠心病患者来说，在"补"的同时，要遵循以下几点原则：控制热量，限制脂肪，适量蛋白质，清淡饮食，食保护性食物，补充维生素，忌烟酒及高脂肪高胆固醇食物。

【药膳厨房】

麦麸山楂糕

原料：麦麸、茯苓粉、糯米粉各50克，粟米粉100克，红糖20克，山楂30克。

做法：先将麦麸、山楂拣杂，山楂切碎、去核、晒干或烘干，与麦麸共研为细末，与茯苓粉、糯米粉、粟米粉、红糖一起拌和均匀，加水适量，用竹筷搅匀，分装入8枚粉糕模具内，轻轻摇实，放入笼屉，用大火蒸30分钟，蒸熟取出即成。早晚2次分服，或当点心，随餐食用。

功效：此品对高脂血症伴有肥胖症、冠心病者尤为适宜。

血脂检查结果

项目	检查数值	正常值	临床意义
总胆固醇（TC）		2.84～5.18mmol/L	升高：见于糖尿病、肾病综合征、甲状腺功能低下、动脉硬化 降低：见于急性感染、恶性肿瘤、溶血性贫血
甘油三酯（TG）		<1.7mmol/L	升高：见于动脉粥样硬化、肾病综合征、糖尿病、甲状腺功能减退、心肌梗死、胰腺炎等 降低：见于营养不良、甲状腺功能亢进
高密度脂蛋白胆固醇（HDL-C）		1.04～1.55mmol/L	升高：见于慢性肝炎、原发性胆汁性肝硬化 降低：见于冠心病、急性感染、糖尿病、慢性肾功能衰竭及肾病综合征
低密度脂蛋白胆固醇（LDL-C）		1.56～3.38mmol/L	升高：动脉粥样硬化、甲状腺功能低下、肾病综合征、慢性肾功能衰竭 降低：急性病、无 β 脂蛋白血症、肝硬化、恶性肿瘤
极低密度脂蛋白胆固醇（VLD-C）		0.21～0.77mmol/L	升高：见于高脂血症、动脉粥样硬化、慢性肾衰竭、肝病、糖尿病 降低：见于营养不良、慢性贫血、多发性骨髓瘤
载脂蛋白A（ApoA）		1.20～1.50mmol/L	升高：见于冠心病、家族性 α-脂蛋白缺乏症 降低：见于糖尿病、慢性肝病、肾病综合征
载脂蛋白B（ApoB）		0.80～1.10mmol/L	升高：见于冠心病、肾功能衰竭、糖尿病 降低：见于肝功能不全、恶性肿瘤、甲状腺功能亢进
磷脂（PL）		1.43～3.20mmol/L	升高：见于胆汁淤积、脂肪肝、肾病综合征、高脂血症 降低：见于低脂血症、溶血性贫血、恶性贫血

身体各项指标的测量结果

单位/指标	记录周期														
	1	2	3	4	5	6	7	8	9	10	11	12	13	14	15
请填写 **体 重 记 录**															
千克															
请填写 **BMI 计 算 结 果**															
数值															
请勾选 **饮 食 记 录**															
过饱															
正常															
不足															
请勾选 **运 动 记 录**															
过量															
正常															
不足															
请勾选 **情 绪 记 录**															
开心															
正常															
忧伤															

注：BMI是体重指数。BMI（kg/m²）=体重（kg）/[身高（m）×身高（m）]，成年人BMI的正常值在18.5～23.9之间，BMI<18.5是偏瘦，24≤BMI<28是偏胖，28≤BMI≤32是肥胖，BMI>32是过度肥胖。

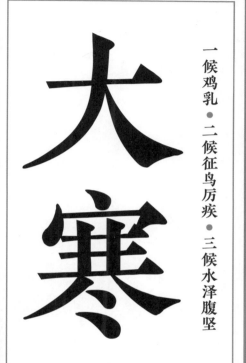

大寒

一候鸡乳 ● 二候征鸟厉疾 ● 三候水泽腹坚

鸡乳 鸡是家禽的一种，家鸡由野生的原鸡驯化而来，已有4000多年的历史，鸡的种类有火鸡、乌鸡、野鸡等。大寒时节，母鸡开始孵化小鸡。

征鸟厉疾 征鸟，指鹰隼等猛禽；厉疾，迅速而猛烈。大寒之后，鹰隼正处于捕食能力极强的状态，在空中盘旋寻找猎物，抓紧补充能量，以抵御冬季的严寒。

水泽腹坚 水泽，指江河湖泊等水域；腹，即中部、中央；坚，即坚硬、坚固。大寒之后，天气依旧寒冷，太阳照射带来的能量不足以融化坚冰，水域中央已经结冰，而且很坚固。

大寒是二十四节气中最后一个节气，时间为每年公历1月20日或21日，此时太阳到达黄经300°。《月令七十二候集解》："十二月中，解见前（小寒）。"《三礼义宗》："大寒为中者，上形于小寒，故谓之大……寒气之逆极，故谓大寒。"大寒是我国大部分地区一年中最冷的时期之一，特点是降水稀少，气候比较干燥，常有寒潮、大风天气，呈现出冰天雪地、天寒地冻的严寒景象。此时天气虽然寒冷，但因为已近春天，所以不会像大雪到冬至期间那样酷寒。

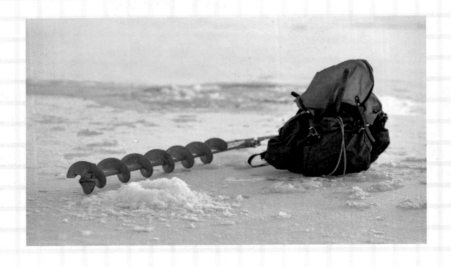

在大寒节气中，心肌梗死、脑卒中的发病率明显增加。此外，一些血管弹性较差的高血压患者，在大寒时节一天之内的血压波动往往会增大，而很多老年性慢性支气管炎患者只要稍不留神，也容易在此时节旧疾复发。体虚年高的人最好居住在温暖的环境中，尽量减少出门。从室内到室外，但凡温差较大时，不妨先在门廊里适应一下冷空气再出门。"大寒"时节，要养成睡前洗脚的好习惯。"寒从脚起，冷从腿来"，人的腿脚一冷，全身皆冷。在冬夜入睡前，可用热水或药汤先泡泡脚，以达到畅通血脉、改善睡眠质量的功效，尤其是对那些经常在夜间看书、写作、久坐到深夜的人，临睡前更应用热水泡脚。

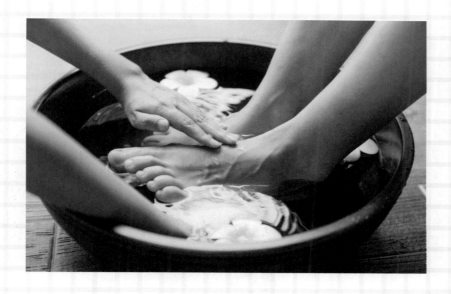

【疾病认知】

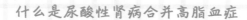
什么是尿酸性肾病合并高脂血症

随着当今社会经济的发展和工作、生活节奏双提速，人们更趋向选择速食、外卖作为一日三餐，导致摄入过多高嘌呤、高脂肪、高蛋白食物。由过剩的尿酸盐沉积在肾脏所导致的尿酸性肾病的发病率逐年攀升。在诊疗

过程中医生发现尿酸性肾病
常常伴有高脂血症。大量研
究结果证明，血尿酸水平上
升，高甘油三酯血症出现的
风险会大大飙升。近年来西

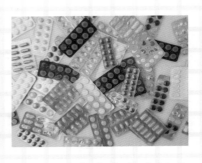

药降尿酸、降血脂的临床疗效明确，但多数患者长期服用
后会出现不同程度的肝肾损伤等不良反应，停药后病情极
易复发，严重影响患者的身心健康。

尿酸性肾病合并高脂血症的中医治疗原则

尿酸性肾病属中医学"肾劳""痹症""腰痛"等
范畴。此病以形体肥胖的中年患者居多，先天不足，加上
后天失调，日久脾肾两虚，导致清浊不分，人体水液运化
失常，从而痰湿内生，血行不畅，瘀血内停。痰湿是本病

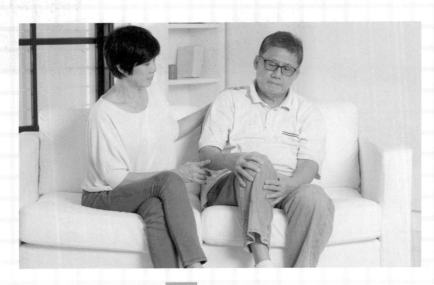

188

发生的主要原因，痰瘀湿浊留于关节经络，则见肢体关节麻木；积于脉中，则见血尿酸升高；停于肾脏，则见尿酸性结石；污浊久留关节，则见关节畸形，骨质破坏；痰瘀久阻肾络，则致肾功能减退，甚至尿毒症等。痰瘀湿浊日久，可进一步伤及脾肾，形成恶性循环。病机特点是在脾肾亏虚的基础上，出现痰浊血瘀，治疗当以健脾补肾、清浊化瘀为指导方法。故多采用化痰降浊、活血祛瘀中药方治疗本病。

【中医调治】

治疗尿酸性肾病合并高脂血症的中医验方

扶正清浊汤

药物组成：党参、山药、黄精、粉草薢、威灵仙各15克，黄芪、车前子、土茯苓各30克，川芎、制大黄各10克。

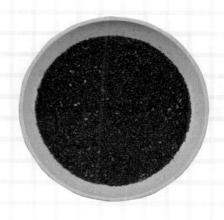

服用方法：每日1剂，水煎取汤汁200毫升，分早晚温服。

功效主治：化痰降浊、活血祛瘀。主治尿酸性肾病合并高脂血症。

【应时而食】

大寒时节的饮食原则为保阴潜阳，宜辛温，藏热量，应多摄入含糖类和脂肪的食物，如牛

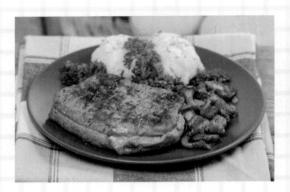

肉、羊肉、鸡肉等。在调味品上，可选用一些辛辣食物如姜、葱、蒜等，但是不可过量。植物的根茎是蕴藏能量的"仓库"，应多吃根茎类的蔬菜，如芋头、红薯、山药、土豆等，它们所具有的丰富的淀粉及多种维生素、矿物质，可快速提升人体的抗寒能力。

【药膳厨房】

百合莲子粥

原料：鲜百合50克，鲜莲子40克，枸杞子10克，小米100克，冰糖30克。

做法：鲜百合、鲜莲子洗净沥水（干百合用刀背碾成粉状，干莲子提前用温水泡软）；枸杞子用温水稍泡；小米淘洗干净。锅中放适量水，加入小米、百合烧开，再放入莲子，改用小火煮至熟烂，然后放入枸杞子、冰糖，稍煮即成。每日早晚佐餐温热食用。

功效：滋阴降浊。

血脂检查结果

项目	检查数值	正常值	临床意义
总胆固醇 （TC）		2.84～5.18mmol/L	升高：见于糖尿病、肾病综合征、甲状腺功能低下、动脉硬化 降低：见于急性感染、恶性肿瘤、溶血性贫血
甘油三酯 （TG）		<1.7mmol/L	升高：见于动脉粥样硬化、肾病综合征、糖尿病、甲状腺功能减退、心肌梗死、胰腺炎等 降低：见于营养不良、甲状腺功能亢进
高密度脂蛋白胆固醇 （HDL–C）		1.04～1.55mmol/L	升高：见于慢性肝炎、原发性胆汁性肝硬化 降低：见于冠心病、急性感染、糖尿病、慢性肾功能衰竭及肾病综合征
低密度脂蛋白胆固醇 （LDL–C）		1.56～3.38mmol/L	升高：动脉粥样硬化、甲状腺功能低下、肾病综合征、慢性肾功能衰竭 降低：急性病、无β脂蛋白血症、肝硬化、恶性肿瘤
极低密度脂蛋白胆固醇 （VLD–C）		0.21～0.77mmol/L	升高：见于高脂血症、动脉粥样硬化、慢性肾衰竭、肝病、糖尿病 降低：见于营养不良、慢性贫血、多发性骨髓瘤
载脂蛋白A （ApoA）		1.20～1.50mmol/L	升高：见于冠心病、家族性α–脂蛋白缺乏症 降低：见于糖尿病、慢性肝病、肾病综合征
载脂蛋白B （ApoB）		0.80～1.10mmol/L	升高：见于冠心病、肾功能衰竭、糖尿病 降低：见于肝功能不全、恶性肿瘤、甲状腺功能亢进
磷脂 （PL）		1.43～3.20mmol/L	升高：见于胆汁淤积、脂肪肝、肾病综合征、高脂血症 降低：见于低脂血症、溶血性贫血、恶性贫血

请记录
身体各项指标的测量结果

单位/指标	记录周期														
	1	2	3	4	5	6	7	8	9	10	11	12	13	14	15
请填写　体 重 记 录															
千克															
请填写　BMI计算结果															
数值															
请勾选　饮 食 记 录															
过饱															
正常															
不足															
请勾选　运 动 记 录															
过量															
正常															
不足															
请勾选　情 绪 记 录															
开心															
正常															
忧伤															

注：BMI是体重指数。BMI（kg/m^2）=体重（kg）/[身高（m）×身高（m）]，成年人BMI的正常值在18.5～23.9之间，BMI<18.5是偏瘦，24≤BMI<28是偏胖，28≤BMI≤32是肥胖，BMI>32是过度肥胖。